ZERO 从0到1 TO 将收获筑建在健康之上 ONE

今天，你收获了什么？
无论是事业的进步，还是生活的美好，一切都要在健康之上；
否则，
一切都要归零。

潘怀宗 / 著

人民东方出版传媒
東方出版社

图书在版编目（CIP）数据

从 0 到 1：将收获筑建在健康之上 / 潘怀宗 著. —北京：东方出版社，2016. 5
ISBN 978-7-5060-9058-2

Ⅰ. ①从… Ⅱ. ①潘… Ⅲ. ①养生（中医）—基本知识 Ⅳ. ①R212

中国版本图书馆 CIP 数据核字（2016）第 120130 号

从 0 到 1：将收获筑建在健康之上
（CONG 0 DAO 1：JIANG SHOUHUO ZHUJIAN ZAI JIANKANG ZHISHANG）

作　　者：潘怀宗
责任编辑：王　伟
出　　版：东方出版社
发　　行：人民东方出版传媒有限公司
地　　址：北京市东城区东四十条 113 号
邮政编码：100007
印　　刷：三河市金泰源印务有限公司
版　　次：2016 年 9 月第 1 版
印　　次：2016 年 9 月第 1 次印刷
印　　数：1—4000 册
开　　本：710 毫米×970 毫米　1/16
印　　张：17. 25
字　　数：176 千字
书　　号：ISBN 978-7-5060-9058-2
定　　价：29. 00 元
发行电话：（010）85924663　85924644　85924641

目录

序 一

谁的收获最大？

隋安德

《57 健康同学会》又出书了！真开心！

两年前，我任职的东森财经新闻台大胆地在晚间时段开辟了健康养生类节目《57 健康同学会》。一开始是晚上 11 点，但因为许多观众抗议健康节目怎么开在那么不健康的时段，因此没多久就改在晚上 9 点播出，结果立刻在一堆 9 点政论节目的枪林弹雨中发光发亮。收视率会说话！《57 健康同学会》成为收视率排行榜上的常客，我也补上了两年 500 多个小时的实用健康教育课程。

两年来，我们出过 DVD、办过巡回演讲，更曾远征美国洛杉矶举办粉丝演讲会与电视座谈会，当初真的没有想到一个健康节目的反响如此之大！可见大家确实有追求实用健康信息的庞大需求。而出书始终是我们最希望的，毕竟书本能够记录最多的信息，而且可以重复阅读、咀嚼。

其中，我们节目的“保健室主任”潘怀宗老师独创的“养生 6 大招”，始终是观众询问度最高的。为什么呢？因为内容既简单又朗朗上口，也可以说是浓缩版的《57 健康同学会》。

两年来，我主持健康节目最大的体会，就是关于健康的道理其实并不复杂，也不需要高学历或高理解力才能懂，更不需要复杂拗口的医学名词点缀。所谓“万变不离其宗”，总结下来，究竟我们要如何获得健康？其实就是要做到“养生 6 大招”。

当然，许多事情越简单其实越难做到！就以 6 大招中的“聪明运动”来说，这应该是每个人都懂的道理，但是能做到定期运动又适当运动的人恐怕就不多了。再如“正确地吃”，看起来只有 4 个字，但仅是“正确”两个字就博大精深，可见这 6 大招就如武林秘籍一般，招招具有内涵，但招招可以带来健康。

我个人在电视台与新闻界工作了 20 多年，如果要回想自己对哪档节目印象最深，我想，《57 健康同学会》肯定名列前茅！也有许多人因为我们的节目而获得宝贵的健康知识，许多人因为我们的节目而改变生活习惯，同时还有更多的人会接到爸妈或亲朋好友的电话，说因为看了我们的节目而被要求吃这吃那或戒掉坏习惯。这真是美事一桩！

收看《57 健康同学会》，不仅观众获益良多，我个人的收获也很多。记得我年轻时，偏食、熬夜、讨厌蔬菜、可乐大口灌，弄坏了身体却不自知。还好两年前制作又主持了这个节目，让我悬崖勒马。现在的我喜欢蔬菜更甚于炸鸡，而可乐这些多喝无益的含糖饮料也很少喝了，唯有熬夜还因为工作的关系无法根治，有赖日后努力。

希望这本书，能让我们在共同追求健康的道路上相知相惜，也当作收看《57健康同学会》的重要辅助工具与精华。

祝大家健康！

（本文作者为《57健康同学会》节目第一代制作人兼主持人）

序 二

《57 健康同学会》走过了 500 多集

张雅芳

2012 年 4 月 9 日是《57 健康同学会》开播两周年纪念日，您的健康状况是不是也跟着我们一起变好了呢？

如何活得长寿，自古以来就是人类不断追寻的目标。科技进步带来文明便利的生活，但也让我们付出了不少代价，年轻时我们怎么糟蹋自己的身体，之后它就怎么回报你。

所谓知识就是力量、预防胜于治疗，虽老生常谈，却不得不谈。

《57 健康同学会》两岁了，为了给自己最棒的生日礼物，也为了同学们能有随时随地补课、吸收新知的机会，学校把保健室主任潘老师在上课中所提的养生 6 大招翔实地集结成书。打开这本书，相信你会对自己的身体有更正确的认识，进而找到更好地对待身体的方式与态度。

以前的我只知道生病后吃药，也知道药即是毒，但为了工作，能快速有效治好病，哪管什么副作用。一段时间没病没痛了，“健康”这两个字对我而言又只是个平常名词了，俨然是丝毫不关心身体状况的冷漠一族，就这样白白送走健康，现在的我，在上了一年多的课之后，谈起健康，不仅有感且努力身体力行。

养生 6 大招	雅芳健康随堂考
第 1 招 创造无毒、健康生活环境的 5 大妙方	不用手机当闹钟 养成拔插头习惯，防电磁波（又省电） 上班后家里只有冰箱是插电的 用保温瓶装热水（省电及不会喝到千滚水）
第 2 招 拥有健康的 8 项生活习惯	努力早睡早起，不再吃过饱
第 3 招 维持快乐心情的 6 堂课	凡事正向思考，累积正能量
第 4 招 聪明运动的 8 大原则	动则得救，戴上计步器多走路，假日也要多运动
第 5 招 正确的吃有 7 大习惯	只要有空就自己带饭，自制蔬果汁、五谷养生早餐；选择好油，努力戒甜食和咖啡
第 6 招 定期、完整、不过当的 6 项健康检查要诀	定期健康体检，发现问题不要惊慌，找出原因并勇敢治疗

在课堂上，我们常常会通过随堂考来测试大家的健康知识，或看大家是否了解自己的身体状况，假设潘老师养生 6 大招的考试有 100 道题目，满分是 100 分，我检查了自己的答案，呵呵，应该是不及格的。不过正向思考一下，这代表我有非常大的进步空间，也希望和蔼可亲的保健室主任潘老师不会

把我“开除”。

同学们不妨也设个自我评量表，在养生6大招里，每一招都有重要的健康数字及章法，清楚详尽地告诉我们该如何预防，怎么解决，以让大家保持健康乐活长寿。在仔细研读后，我觉得这本书就好像是一个健康图书馆，我们可以随身带着它作为充电提醒之用。

《57健康同学会》走过了500多集，有欢笑、泪水（来宾的故事令人感动）、汗水（运动流汗）、苦水（字卡道具太多了），但这一切，因为同学们的掌声而让一切都值得了。感谢老师们的支持，感谢班长安德哥，还有我们劳苦功高的幕后人员，衷心感谢你们。

（本文作者为《57健康同学会》节目主持人）

自序

将养生之道融于生活

潘怀宗

从古至今，养生及不老的话题从未间断。贵为帝王的秦始皇也是如此，一心一意想寻求长生不老药，还派遣徐福带领三千名童男童女远赴蓬莱仙岛寻找丹药；市井小民也一样注重养生，从“发常梳，面常擦，目常运，鼻常揩，齿常叩，耳常弹，足常搓，肢常摇，腹常摩”的口诀，以及“冬不藏精，春必病温”的冬令进补即可略见一斑，养生早已和生活融于一体，不分你我。既然养生离不开生活，而人又必须借由养生之道活出健康、延年益寿，因此出版与养生有关的书籍自然也受到《57 健康同学会》保健室的重视。

众多的养生之道中，明朝永乐太医刘纯提出的“三分治七分养”说法很具客观性。他奉旨编修《大明医典》，共计 66 年，历经 7 位皇帝的统治，加上 300 多名医官及数千名囚犯的人体实验，所得到的养生结论为“三分治七分养”。也就是说，对待身体，治疗与养生不可偏废，后者比前者更为重要，目的是以食疗提升胃气，有了食欲，就能通过吸收和利用食物中的营养成分来改善病痛。

当年的刘太医是将监狱里的犯人进行分组试验，与现代医学研究重视人体实验很接近，因为监狱犯人的饮食能够加以管控，营养是否均衡、热量多少、作息是否正常、运动多久，都能翔实记录。得到此结论，客观性很高，正因如此，分布在全球的华人已将该结论列为中医预防疾病和治疗慢性病的黄金理论。

综合十多年来演讲的心得与不断读书吸收的新知，再加上个人亲身体验和证例搜集，我将这些“简单”的方法整理归纳为“养生 6 大招”。这 6 大招在字面上的意思虽然浅显易懂，可是内容是必须阐述清楚的，所以在后面的各章节中我会把它们说明白。另外，它们也隐含着排列顺序，第 1 招如果没做到，就算做到第 2 招可能用处也不大，这就好像每天有人喂你吃少量毒药，即使你每天努力养生，到头来恐怕仍然逃不过早死的命运，其道理是一样的。那 6 大招到底是什么呢？它们是：

第 1 招：创造无毒、健康生活环境的 5 大妙方；

第 2 招：拥有健康的 8 项生活习惯；

第 3 招：维持快乐心情的 6 堂课；

第 4 招：聪明运动的 8 大原则；

第 5 招：正确的吃有 7 大习惯；

第 6 招：定期、完整、不过当的 6 项健康检查要诀。

这 6 招养生口诀和近代一些长寿名人养生法相当雷同，只是我们整理得更完整、更系统、更简洁。首先来看看活到 106

岁的宋美龄吧，她的养生可以从酸奶（优酪乳及酸奶等食品）及大肠水疗说起。食用酸奶的健康概念是近十多年才开始的，但年轻时期的宋美龄就已开始食用酸奶，她很早就了解酸奶是养生食物，对肠胃健康帮助颇大，蔬菜条佐酸奶是她的经典健康餐，这部分属于养生 6 大招中的第 5 招。

至于大肠水疗，则是宋美龄自己排毒的方法，其理论是粪便会附在肠壁上形成宿便，若没有排干净，所形成的毒素会被重复吸收影响健康，如果灌入大量的水清洗大肠，则有助于排便及清洁；直肠专科的清洁性灌肠和水疗相似，通常用于大肠检查或肠子开刀前将肠子洗干净。宋美龄更是水疗的实践者，临睡前会以水疗来代替排便，也因如此，她少有现代人的便秘烦恼，而且此举还可以减轻毒素对身体的威胁，但这种方式不仅我反对，连台湾地区卫生部门也明令禁止用于非治病用途；市面上代之而起的是咖啡灌肠，由于此举不会使用水疗的机器进行加压，所以危险性较低，但仍属不自然方式，我还是反对，我将以本书中的第 2 招与第 5 招帮助大家，达到肠道清洁与排毒的功效。

王永庆先生对养生也很重视，而且奉行规律生活，这与本书中的第 2 招不谋而合。他作息规律，每天晚上 9 点睡觉，半夜 12 点半起床，打坐一个小时，接着做毛巾操，之后读书、看报、省思，早上 6 点睡回笼觉，8 点上班，中午休息半个小时。他的作息规律是优点，但并未完全跟着太阳升降的循环走，所以一般的上班族根本无法学习，本书中的第 2 招已将规律的生活与太阳升降的节奏合一，不仅好处多多，且一般上班族更容易遵行。

王永庆先生对食物种类不忌口（第5招彩虹原则），非有机不吃（第1招无毒），要喝能量水排毒，分量不贪多、不过量，以“半”为主，半碗饭、半条鱼、半根香蕉，而且他服用对身体有益的各类保健食品，像七叶胆、绿茶素等，而我并不鼓励大家吃任何保健品，但同意每人每天一颗综合维生素及补充益生菌和益生元。

除上述的宋美龄女士和“经营之神”王永庆先生外，中国医药大学创办人陈立夫先生也有一套个人独特的养生术，但总括来说，保健室也已将其融入这6大招之内了。另外，如经过大病而悟出健康之道的吴永志博士、许达夫医生，他们推广自身抗癌经验不遗余力，其出发点也和6大招的基本观念相契合，所以，我要再次强调，养生6大招不是做不到，而是大家都忽略了，预防永远重于治疗，装潢少一点、作息规律一点、多笑一笑、多走几步路、多一份蔬果摄取等，这些都可以帮助我们驱疾避凶。

切实做到养生6大招到底有没有效果？就举一个发生在我身边的真实案例吧。我的办公室主任陈玉台先生，两年前在台北荣民总医院的一次影像检查后发现有肝肿瘤（约1.07厘米），所幸体积不大，尽快接受治疗是理所当然的对策；除此之外，我请他在治疗过程中，一定要参考这6大招试着改变原有的生活方式，进而戒掉不好的习惯（30年老烟民、喝酒不节制、常去夜店）。他即知即行，首先从吃早餐开始（过去30年都省略）、尽可能多地摄取蔬果（吃了很多金针菇）、早睡早起、持续运动、保持愉快的心情……可能是他的身体原本就有不错的基础，几个月下来，再次检查时，肝肿瘤竟然消失无踪，连医生都觉得很惊讶，所有检查的记录都在台北荣总的档案里，事实胜于雄辩，陈先生连刀都不必开了。当时他还哭着告诉我，他不想死，现在呢？如果在我身边看见一个风趣幽默、声如洪钟的熟男，没错，就是他。

即使我们和前人一样，注重规律生活、养成运动习惯、保持愉快心情，但当与身体共生的环境非常不平静时，效果照样减半。所以我的第1招即以“无毒、健康的生活环境”为养生主轴，更以“我的城市等于我的身体”为论点，打破许多养生书只注重食疗的做法，特别强调环境也会影响身体健康，而且本书撰写之初，台湾地区塑化剂毒害身体健康的问题尚未揭发，更可证明这是相当值得重视的思维。毕竟我们身处的环境和以往已经不一样了，小时候家里很少有电器产品，不会受到电磁波的威胁，也少有甲苯溶剂的装潢建材，不会吸进挥发性的有毒物质，但是现代人整天与手机、计算机、微波炉在一起，又常与含有甲苯的装潢共处，不知不觉中，这类隐形物质早已成为伤害身体的一级杀手了。

自然环境对人体健康造成的问题很复杂，很难一言以蔽之，但我们是现代人，势必要在目前的环境中求生存，该如何维护个人健康，达到养生目的呢？这本书就是要告诉我们哪些东西是对身体好的吉祥物，而哪些是不好的污染物。有了明辨是非的能力，才能进行个人的养生。本书以循序渐进的架构铺陈养生的观念及做法，且尽量做到条理分明、论述有依据，综合看来，这是一本值得细读及推荐给亲朋好友的健康类图书。

祝大家都能健康快乐。

（本文作者为台湾阳明大学医学院药理教授、台北市议员）

第1招
创造无毒、健康生活环境的5大妙方

1.1　健康住宅自我检测法

1.2　远离电磁波的7大对策

1.3　聪明选购安全玩具

1.4　小心家用清洁剂的潜在危害

1.5　排除塑化剂毒素3大步

台湾地区环保部门指出，台湾民众每天大约有超过九成时间都待在室内环境里，一般人如果没有谨慎挑选屋内装潢，很容易就让空气中飘浮过量的苯、乙烯苯、甲醛等挥发性有机化合物，产生环境荷尔蒙等有害物质。情况一旦过于严重，有时还会造成女性经期紊乱、新生儿染色体异常、莫名的长期头痛，以及精神不振或失眠等症状，甚至引发致癌危机，千万不可掉以轻心！

其次，要注意的就是室内电磁波，范围包括一般办公室和家庭常用的电子科技产品，甚至人手一部的手机。电磁波对人体是否有伤害？虽然目前没有确实的科学证据证明它有碍健康，但是随着愈来愈多的研究报告表明它的负面影响，在此我还是要提醒一下读者，不要轻视电磁波的干扰，记住，多一分远离，就少一分危险。

另外，家里的日常用品以塑胶制品为主，塑化剂毒素的新闻一直在报道着，众人谈“塑”色变，更麻烦的是孩子们的玩具很多是塑胶材质，除塑化剂毒素外，有些玩具的有毒重金属铅含量还超过标准值，小朋友经常会将玩具放入口中含咬，这岂不是毒上加毒？

一般家用的清洁剂也出现同样的问题，它们为了具备更强力的去污、杀菌、洗涤功能，无形中增添了不少可能有害身体健康的成分。在接下来的章节里，我们将会一一介绍，你该如何营造无毒、健康的生活环境。

1.1 健康住宅自我检测法

台湾地区环保部门在2005年做过的一项研究中指出，台湾民众平均每天大约有90%以上的时间待在室内，一旦室内装潢的建材、柜子、地毯、天花板等，含有过量的甲醛、苯、乙烯苯等挥发性有机化合物，经过长期的接触，它们就会扰乱人体细胞的生长及修复，让人很难不生病。

这类刺鼻的物质，通常没有颜色。如甲苯，就是一种无色的液体，比水轻但又基本不溶于水，你看不到它的存在，挥发到空气中后，就会飘浮在室内的各个角落，长时间暴露于这类挥发性物质中，你的身体健康将会受到危害。最常见的症状是产生视听幻觉，渐渐会失去自我控制的能力；如果吸入的是高浓度剂量，就会造成神经麻痹，甚至心脏、肾脏都有可能会急性中毒。

古代逐水草而居的游牧民族，有时还真令人羡慕，他们虽然千里迢迢，却是为了追求良好环境而四处迁徙的实践者，不像住在高楼大厦里的现代人，衣食不缺，看似便利，但实际上可能早已陷入慢性中毒的状态而不自知。

如果每天都与这类挥发性毒物共处，症状轻微者常会出现莫名的头痛、疲倦、精神不振、失眠；症状严重者会有生殖系统异常问题，包括男性精子活动力降低、女性经期紊乱、新生儿染色体异常；甚至许多不明原因的不孕症、流产、早产，多少都跟挥发性有机化合物有关，更麻烦的是，这类挥发性物质有诱发癌细胞坐大的机会。

几年前，我就已提出此议题：室内居住环境的安全性与室外环境的安全性同等重要，由于早期大家还没有了解到它的重要性，自然对于这类议题不感兴趣；但随着慢性病人口的逐年增加，以及健康意识的高涨，大家已开始注意到房子竟然会是健康恶化的罪魁祸首。

所以有很多人问我："要装潢、整修房子，一定会用到黏着剂、防腐剂，那该怎样避免室内污染呢？"下面就教大家如何避免。

◆不过度装潢，就会减少污染

我通常会试探性地问他们："当你和小孩进入新装潢的房子后，会不会感觉眼睛、鼻子不舒服？"答案是"感觉到了"。我接着问："这种难闻、不舒服的气味会跟着你至少 5 年，甚至 10 年以上，即使你后来已经习惯、味道也逐渐变淡，但你的身体却变糟了，你仍愿意过度装潢吗？"

答案其实已经很明显，在装修房子之前，只要大家认清挥发物的真面目，就会认真地考虑使用环保或低污染的建材，甚至会决定简朴一点，不再过度装潢。

甲醛是一种毒素，挥发的周期很长，等到你已经嗅不出或者习惯这味道时，就表示脑神经细胞及嗅觉细胞已部分坏死，对于毒素的敏锐度变差，而且毒素早已随着呼吸进入身体、干扰细胞生长，等到你察觉身体出现异样时，细胞早已质变，来不及挽救了。

甲醛无孔不入，稍微一不小心，就会和身体接触，有些人以为小朋友和学生很少有机会接触它，但其实制作各种模型、展览物品、花灯时，都会使用到黏着剂，从盖子被打开的瞬间起，甲醛毒素就已悄然上身。

其次，各种人造板材、塑胶地板、化纤材料、三夹板、隔音板、地毯，制作中多半也都会使用到黏着剂，它们里面更少不了甲醛。

所以，我一向不赞成过度装潢，简朴不是很好吗？既能过得自在，又降低了与毒素共处的机会，何乐而不为呢？

表1　检查一下家中的装潢污染有哪些

污染源	主要污染物	影响健康程度
人造地板、地毯、家具、天花板、衣柜	内含甲醛、苯等挥发性有机污染物	头痛、嗜睡、咳嗽、胸闷、刺激皮肤及黏膜、生殖系统异常
空调系统、盆栽植物	是真菌、细菌、粉尘（灰尘、碳粉）的藏身之处	退伍军人症；诱发过敏反应，包括打喷嚏、眼睛痒、流鼻涕、皮肤痒等各种过敏现象
隔热及防火器材	内含石棉、各种挥发性有机污染物	是致癌物，会诱发癌细胞坐大，形成肿瘤
吸烟、焚香、点蚊香	燃烧时，会产生一氧化碳、二氧化碳、氮氧化物、致癌化合物	会刺激呼吸道，有致癌可能
芳香剂	半合成或化学合成有机溶剂，如甲醇、已烷、四氯化碳、甲苯	刺激呼吸道、抑制中枢神经，造成感觉及运动神经受损，对肺脏造成一定伤害

（续表）

污染源	主要污染物	影响健康程度
清洁用品、浴厕用品	界面活性剂，尤其是壬基酚聚乙氧基醇类的非离子界面活性剂；人工香味	会刺激呼吸道及黏膜，产生不适感，常会引起咳嗽；长期吸入，有致癌可能

列表：潘怀宗研究室

◆必须装潢时，请使用绿色建材

（1）什么是绿色建材？

1988年召开的第一届国际材料科学研究会，提出了绿色建材的概念，其中“绿色”指的是对永续环境发展的贡献程度。但一直到1992年，国际学术界才为绿色建材下了明确定义：“在原料采取、产品制造、应用过程和使用以后的再生利用循环中，对地球环境负荷最小、对人类身体健康无害的材料，称为‘绿色建材’。”

（2）绿色建材的特性

符合再使用、再循环、低污染、减量的标准。

（3）为什么要使用绿色建材？

如果室内面临装修建材过量、使用人口密度过高的困扰，就会形成许多材料浪费和新室内污染源，同时，也会造成罹癌风险值及呼吸道疾病发生率偏高。

为了延长建筑物的生命周期、提高材料再利用率及有效控制室内污染源，专家学者也积极呼吁，如果需要装潢和翻修房屋，请尽量选用绿色建材，以保护使用者的健康及维护环境资源。

（4）已获认证的绿色建材范畴

●**生态绿建材：**它代表“建材从生产至消灭的生命周期中，除了须满足基本性能要求外，对于地球环境而言，它是最自然，消耗最少能源、资源且加工最少的材料”。即“无匮乏危机”与“低人工处理”的建材。

●**健康绿建材：**强调对人体健康不会造成危害的建材。换句话说，就是低“甲醛”、低“总挥发性有机化合物”逸散的建筑材料。

●**高性能绿建材：**在“透水性”方面是指将孔隙率高、具有良好透水性的材料运用于道路之面层与底基层，使雨水通过此人工介质或设施渗入土壤，让雨水还原于大地；在“防音”方面就是能有效防止噪音影响生活质量的建材，“防音”通常透过“隔音”及“吸音”两种方式达成。

●**再生绿建材：**就是利用回收可得的材料经由再制过程生成的再生建材，符合“减量”、“再利用”、“再循环”3大目标。

表2　健康住宅自我检测法

想要了解住宅的健康状况，可利用是否有以下情形来自行检测
1. 每天早上起床时，觉得胸闷、恶心，甚至头晕目眩
2. 没有吸烟，也很少接触吸烟环境，但经常感到嗓子不舒服、有异物，呼吸不顺畅
3. 孩子经常咳嗽、打喷嚏，免疫力下降

（续表）

4. 家人常有群发性的皮肤过敏
5. 家庭成员（包括自己）容易感冒
6. 家人共有一种病，离开这个环境后（例如求学、出差或度假），症状就明显改善和好转
7. 新婚夫妇长时间不孕，查不出原因
8. 孕妇在正常情况下，发现胎儿畸形
9. 宠物因不明原因死掉
10. 室内植物不易存活，但在别人家以同样方式照顾，却生长得很好

◆多摆几盆绿植

多数人常会倾毕生之力购买一套房子，然后竭尽所能进行装潢，我倒是建议在不过度装潢和采用绿色建材之余，不妨在玄关、室内或阳台摆几盆绿植。

当你每次走入种植了花草的空间，不论是办公大楼、住宅或购物商场，整个人是否就会感到特别舒畅？这是因为植物在进行光合作用的过程中会释放氧气，让空气变得很清新。

世界卫生组织的报告中曾指出，全球约有30%的建筑物有室内空气污染问题，也就是说，室内有可能比户外的空气污染程度还要高，长久下来，许多上班族都容易得“病态建筑症候群”。自己身体明明没什么疾病，却老是觉得很不舒服，常会出现头昏眼花、过敏及嗜睡现象；但是你只要在室内摆几个植物盆栽，这类不舒服就会立刻得到疏解。

美国太空总署研究员瓦尔威顿（B. C. Wolverton）博士曾做过一项研究，将常见的室内植物摆在树脂玻璃生长箱中，外加特定化学污染物，接着再评估植物的叶、根及土壤中相关的微生物，结果显示：室内植物可以在24小时内，排除约87%的室内污染物，包括观叶或盆栽植物等，都有净化室内空气污染物的能力。

1996年，美国学者罗豪（Virginia I. Lohr）和皮尔森-米米斯（Carline H. Pearson-Mims）在一间256立方米、没有窗户的计算机实验室中进行实验，他们在2%的面积内摆放了白鹤芋、粗肋草、雪佛里椰子、红边竹蕉等室内植物，研究结果证实，植物竟然可以截留及减少20%落尘量，而且可以降低落尘对计算机硬盘的危害。

表3 植物在密闭室内去除甲醛能力排行榜

排　名	植物名	去除速率（μg/hr）
1	波斯顿肾蕨	1863
2	盆菊	1454
3	罗比亲王海枣	1385
4	竹蕉	1361
5	雪佛里椰子	1350
6	常春藤	1120
7	垂榕	940
8	白鹤芋	939
9	黄椰子	938
10	中斑香龙血树	938

摘自 Wolverton，B. C. and J. Wolverton. 1993. Interiorscape 11（4）：17

2007 年，台湾地区环保部门委托台湾大学园艺系所做的研究也发现，室内植物可以减少悬浮微粒、二氧化碳，还可以大幅降低挥发性有机物质。

如果你发现住家常有尘埃、悬浮微粒等，可以种植叶片粗糙、多茸毛、能分泌黏性油脂和汁液的植物，它们可以吸附大量尘埃与悬浮微粒，例如单药花、黑叶观音莲、冷水花、大岩桐、盆菊、波士顿肾蕨等都是不错的选择。

表 4　植物在密闭室内去除苯能力排行榜

排 名	植物名	去除速率（μg/hr）
1	非洲菊	4485
2	菊花	3205
3	白鹤芋	1725
4	银线竹蕉	1629
5	雪佛里椰子	1420
6	红边竹蕉	1264
7	虎尾兰	1196
8	竹蕉	1082
9	银后粗肋草	604
10	常春藤	579

摘自 Wolverton，B. C. A. Johnson and K. Bounds. 1989. NASA/ALCA Final report

如果是新装潢的空间，想要降低甲醛、苯、三氯乙烯、氨、二甲苯等挥发性有机物质，可参考美国太空总署研究报告，选择柠檬千年木、白鹤芋等植物；而大家所熟悉的黄金葛也可以降低甲醛，但对其他有机污染物质并无作用；如果要降低尘埃、甲醛，你可以考虑种植大岩桐。

根据台大园艺系的这项研究，在约 10 平方米的空间里摆放一棵约 20 厘米大小的室内植物，经过一个星期之后，至少可以降低 8.7%的有机污染物质，同时提升 12%的工作效率。

在家里或办公室种棵树、摆盆花很不错，除了可以怡情养性、提高工作效率外，还可以净化空气。不过，植物也需要照顾，平时要记得浇水及清理叶片，否则植物气孔被落尘堵塞，就会失去净化效果。

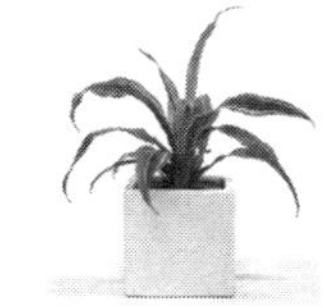 柠檬千年木	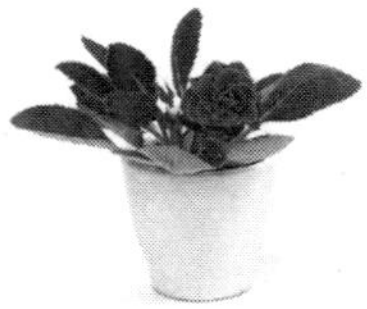 大岩桐	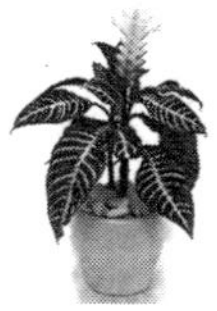 单药花
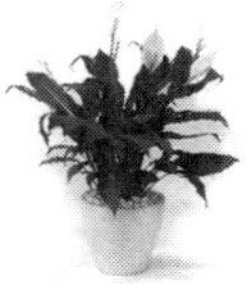 白鹤芋	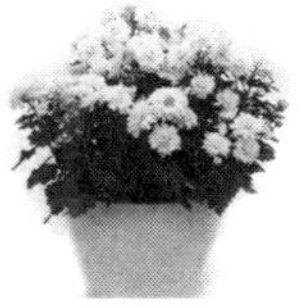 盆菊	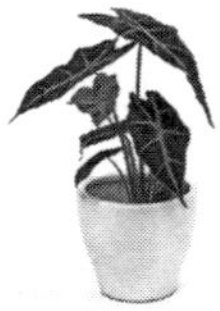 黑叶观音莲
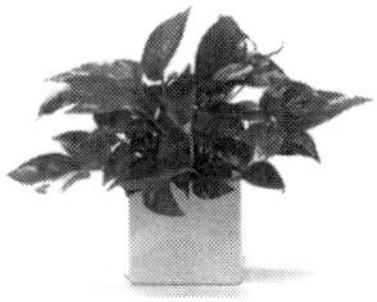 黄金葛	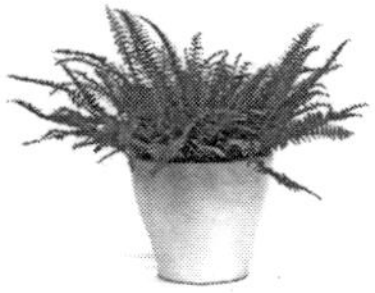 波士顿肾蕨	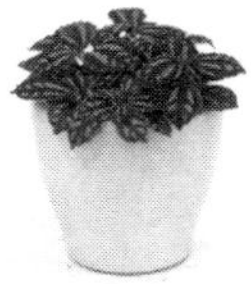 冷水花

表 5　适合净化办公室的植物

名　称	功　效	注意事项
黛粉叶 （常绿观叶植物） 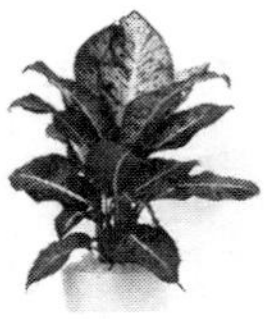	二氧化碳净化能力/★★★★★★★ 留尘效果/★★ 去除挥发性有机污染物质/甲醛、三氯乙烯、二甲苯	·不宜直接曝晒在阳光下 ·全株有毒，剪除枝叶时要避免接触皮肤，不可吸食其汁液 ·怕冷，低于 16℃容易冻伤
大岩桐 （观花及观叶植物） 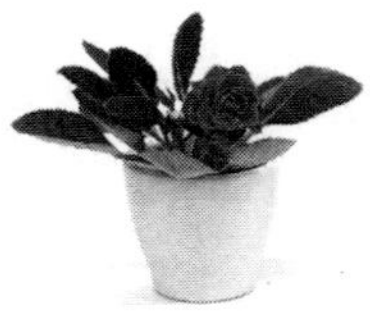	二氧化碳净化能力/★★★★ 留尘效果/★★★★★★★★★	
黑叶观音莲 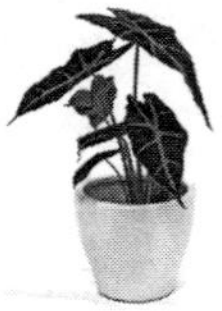	二氧化碳净化能力/★★★★★★★★ 留尘效果/★★★★★	
波士顿肾蕨 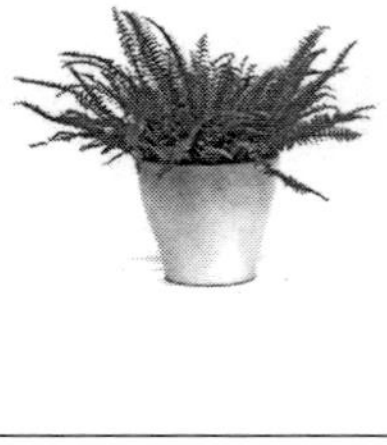	二氧化碳净化能力/★★★★★★★★★★ 留尘效果/★★★★★★ 去除挥发性有机污染物质/甲醛、三氯乙烯	特别适合有新办公家具、新粉刷及新装潢的办公室

（续表）

名　称	功　效	注意事项
柠檬千年木 （观叶木本植物） 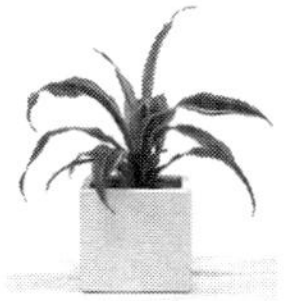	二氧化碳净化能力/★★★★★ 留尘效果/★★★★ 去除挥发性有机污染物质/甲醛、三氯乙烯、氨、二甲苯、苯	适合摆放在化学产品多的办公室
常春藤 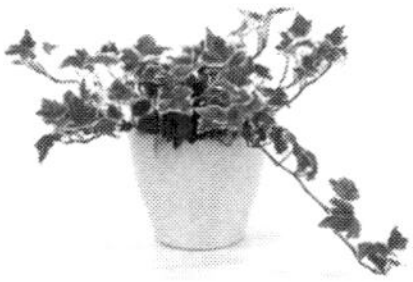	二氧化碳净化能力/★★★★★★ 留尘效果/★★★★ 去除挥发性有机污染物质/甲醛、三氯乙烯、苯	适合摆放在化学产品多的办公室
粗肋草 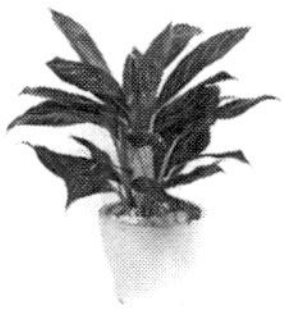	二氧化碳净化能力/★★★★★ 留尘效果/★★★★ 去除挥发性有机污染物质/甲醛、苯	耐阴性强，但不耐低温
非洲堇 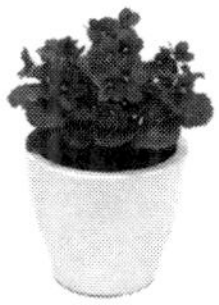	二氧化碳净化能力/★★★★★★★★★★ 留尘效果/★★★★★★★★★★	适合人多及落尘多的办公室

（续表）

名　称	功　效	注意事项
圣诞红 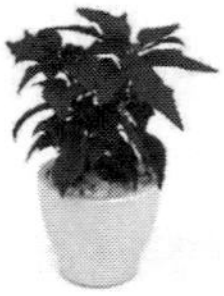	二氧化碳净化能力/★★★★★★★★★★ 留尘效果/★★★ 去除挥发性有机污染物质/甲醛	适合人多的办公室
印度橡胶树 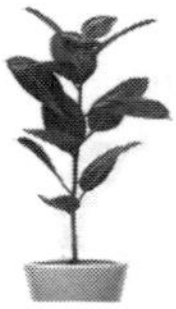	二氧化碳净化能力/★★★★★★★★★★ 留尘效果/★★★★ 去除挥发性有机污染物质/甲醛	
嫣红蔓 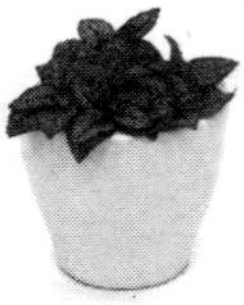	二氧化碳净化能力/★★★★★★★★★★ 留尘效果/★★★★	适合人多及落尘多的办公室
心叶蔓绿绒 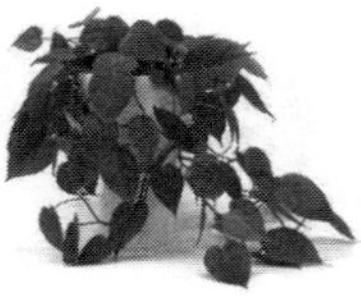	二氧化碳净化能力/★★★★★★★★★★ 留尘效果/★★ 去除挥发性有机污染物质/甲醛	适合新装潢及有新办公家具的办公室

（续表）

名　称	功　效	注意事项
马拉巴栗 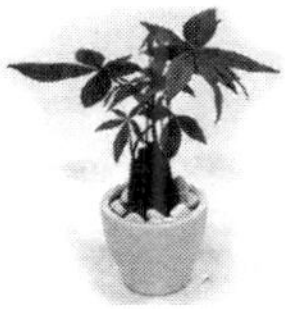	二氧化碳净化能力/★★★★★★★★ 留尘效果/★★★★★★ 去除挥发性有机污染物质/甲醛	适合人多、落尘多及有新家具的办公室
中斑吊兰 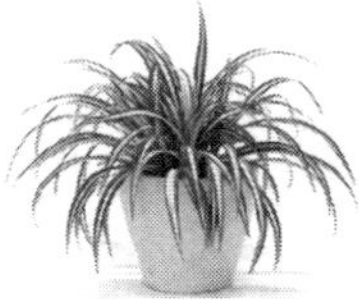	二氧化碳净化能力/★★★★★★★ 留尘效果/★★ 去除挥发性有机污染物质/甲醛	适合人多且有新家具的办公室
变叶木 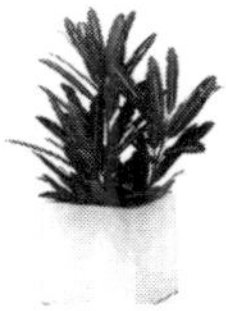	二氧化碳净化能力/★★★★★★ 留尘效果/★★ 去除挥发性有机污染物质/甲醛	适合人多且新粉刷的办公室
蟆叶秋海棠 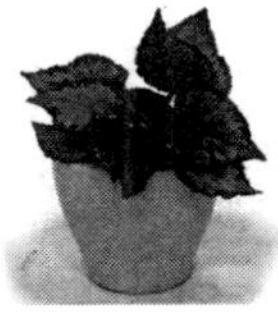	二氧化碳净化能力/★★★★★★ 留尘效果/★★★★★★	适合人较多的办公室

（续表）

名　称	功　效	注意事项
孔雀竹芋 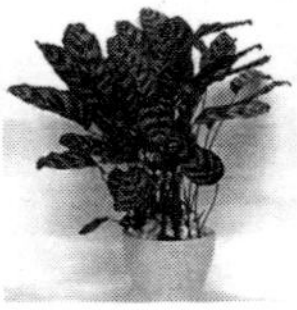	二氧化碳净化能力/★★★★★ 留尘效果/★★★★ 去除挥发性有机污染物质/甲醛、氨	适合人较少，有新家具或新粉刷的办公室
擎天凤梨 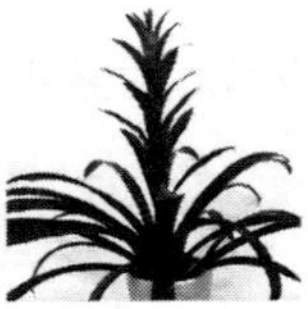	二氧化碳净化能力/★★★★★★ 留尘效果/★★	适合人较多的办公室
娃娃朱蕉 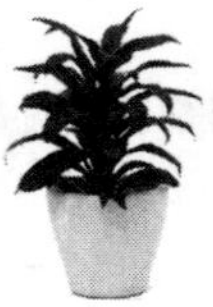	二氧化碳净化能力/★★★★★ 留尘效果/★★★	适合人较多的办公室
白蝴蝶合果芋 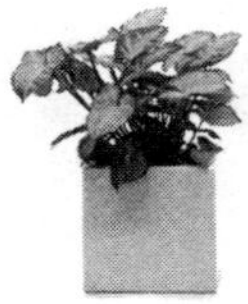	二氧化碳净化能力/★★★★★ 留尘效果/★★★ 去除挥发性有机污染物质/甲醛	适合人较多，有新家具或新粉刷的办公室

（续表）

名　称	功　效	注意事项
龟背竹 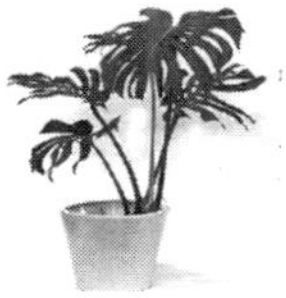	二氧化碳净化能力/★★★★★★★★★★ 留尘效果/★★	适合人多的办公室
铁十字秋海棠 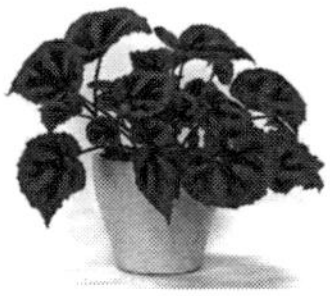	二氧化碳净化能力/★★ 留尘效果/★★★★★★★★	适合开放式办公室
皱叶椒草 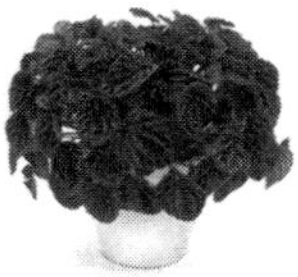	二氧化碳净化能力/★★★★★★★ 留尘效果/★★★★★★★★★	适合人多的办公室
袖珍椰子 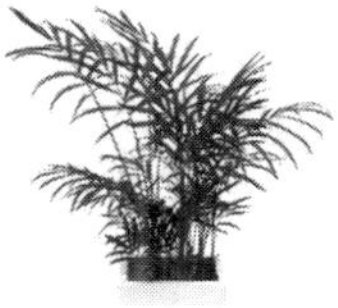	二氧化碳净化能力/★★★★★★★★ 留尘效果/★★ 去除挥发性有机污染物质/甲醛、氨	适合人多且有新家具的办公室

（续表）

名　称	功　效	注意事项
绣球花 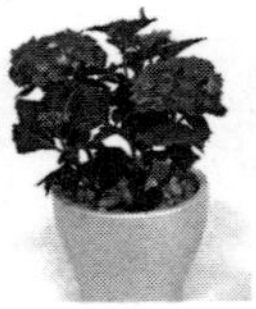	二氧化碳净化能力/★★★★★★★★ 留尘效果/★★★★★	适合人多及邻近马路的办公室
薜荔 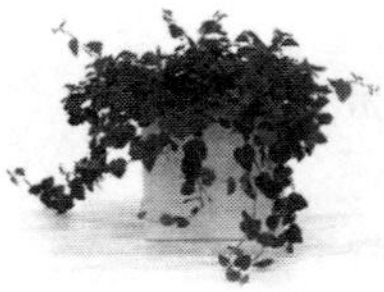	二氧化碳净化能力/★★★★★ 留尘效果/★★★★★★★★★★	适合开放式的办公室
西洋杜鹃 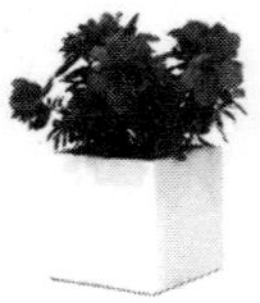	二氧化碳净化能力/★★★★★★★★ 留尘效果/★★★★★★ 去除挥发性有机污染物质/甲醛、氨	适合人多且落尘多的办公室
澳洲鸭脚木 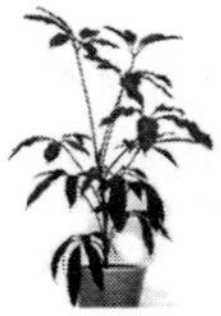	二氧化碳净化能力/★★★★★★★ 留尘效果/★ 去除挥发性有机污染物质/甲醛	适合人多的办公室

（续表）

名　称	功　效	注意事项
铁线蕨 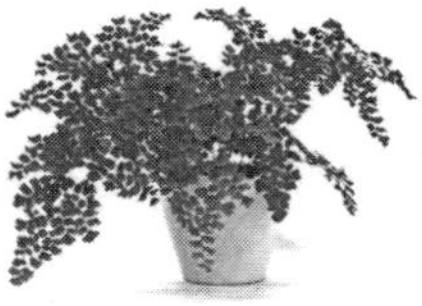	二氧化碳净化能力/★★ 留尘效果/★★★★★★ 去除挥发性有机污染物质/甲醛	适合落尘大或开放式的办公室
仙客来 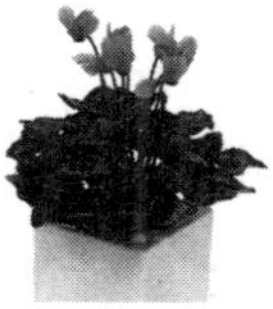	二氧化碳净化能力/★★★★ 留尘效果/★★★ 去除挥发性有机污染物质/甲醛	适合人较少的办公室
琴叶榕 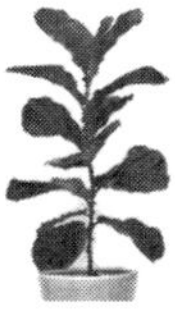	二氧化碳净化能力/★★★★★ 留尘效果/★★★	适合人较多的办公室
福禄桐 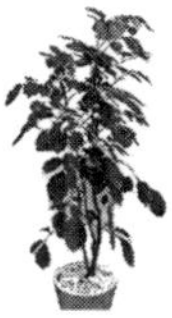	二氧化碳净化能力/★★★★ 留尘效果/★	适合人较多的办公室

资料来源：台湾地区环保部门

木夹板最容易藏毒

各种复合地板、木芯板、贴面板与密集板等木板材料，是造成室内甲醛污染的主要来源，目前台湾地区已有少数厂商生产低甲醛木板，但市场上仍不普及，若必须采用大量木板装潢时，建议选择低甲醛木板或采用其他替代材料。

现在市面上的装修木夹板，含有挥发毒性的甲醛，含量大多高达 15ppm~25ppm，远高于日本“室内用木夹板安全含量，不可超过 0. 5ppm”的标准，这种现象却经常受到消费者忽略，对居住者健康的不利影响颇大。

使用石材瓷砖要看放射性检测报告

石材瓷砖这类材料可能含有氡气放射性污染，特别是某些花岗岩或大理石等天然石材，放射性物质含量较高，目前许多国家均针对石材制定检测标准，根据放射性检测含量予以分级，通过标准的产品才能使用于室内，否则只能用于室外空间。然而台湾地区尚无相关规定，如果经销商没有提供该产品的放射性检测报告，最好不要在室内大量使用，只用少量点缀性的装饰较为安全，使用这类石材时，屋内空间务必通风。

1.2 远离电磁波的7大对策

从科学的角度来说，电磁波是一种能量，凡是能释放出能量的物体都会释放电磁波。电磁波频率低时，要借着有形的导电体传递；频率逐渐提高时，电磁波就会扩散到导体之外，不需要介质也可以向外传递能量，这就是一种辐射。

用科学解释电磁波，很多人觉得太深奥而置若罔闻，但当电磁波严重干扰身体细胞，成为健康杀手时，我们就必须要特别重视并做好防范措施，因为它看不见、听不到、摸不着，又无任何气味，但却真实存在于生活周围。

◆电磁波四处充斥

不要以为电磁波离我们很远，其实，当你将电器用品打开后，电磁波就会被释放出来，家庭中最常使用的电器用品有电视、电冰箱、空调、电话、电饭锅、吹风机、电动剃须刀、电动牙刷、计算机、电熨斗、音响、手机、烤箱、日光灯……它们一旦运转，电磁波就会随之而来。瑞典辐射安全局（是欧洲各国公认的该领域的权威机构）规定身体周围的标准辐射若小于0.1mG（毫高斯）属于安全范围，超过3.0mG即为危险区，但日常生活中的电器用品，大多都已超过3.0mG，也就是说，居住环境的电磁波早已威胁到我们的健康了。

表 6　家庭常用电器用品电磁辐射检测数据参考表

家庭常用电器用品	电磁辐射检测数据	安全程度
液晶手提电脑	1mG	超过安全范围
咖啡炉	1mG	超过安全范围
传真机	2mG	超过安全范围
电熨斗	3mG	超过安全范围
录像机	6mG	危险
音响	20mG	危险
电视	20mG	危险
电冰箱	20mG	危险
空调	20mG	危险
洗衣机	30mG	危险
电饭锅	40mG	危险
复印机	40mG	危险
吹风机	70mG	危险
电动剃须刀	100mG	危险
电热毯	100mG	危险
吸尘器	200mG	危险
电话	200mG	危险
微波炉	200mG	危险

资料来源：日本 SAPIO 杂志，1996. 3 出版

◆如何降低电磁波对人体的危害

我们这里所说的电磁波，是不会使物质发生游离现象，也不会直接破坏环境的物质，也就是非游离辐射，和所谓的核电厂辐射线完全不同。只是长时间过度使用或接触电器用品，或多或少都会对身体造成负担。

综上所述，低频电磁波对人体的伤害属于渐进式，类似慢性中毒，身体不会立即感到哪里不对劲，只是觉得有短路现象。比如说，看电脑太久，容易有身体疲劳、眼睛疲倦、肩颈酸痛、嗜睡、坐立不安的现象；如果再不改善，危害就会慢慢扩大，经实验和调查结果显示，电磁波最主要的危害如下：

● **中枢神经系统虚弱：**电磁波会对神经系统造成杀伤，让人体出现神经衰弱症候群，比如头痛、头晕、全身无力、记忆力减退、对数字不敏感、睡眠障碍、易怒、激动、心悸、多汗、协调能力差，严重者还会罹患老年痴呆症。

瑞典对于电磁波的安全非常重视，1998 年曾经进行老年痴呆症的研究，发现只要职场工作环境的电磁波强度大于 2mG，罹患比例会比一般人高出 4 倍。另有一项实验直接显示，20mG 的电磁波，会使动物脑内乙酰胆碱的数量减少，这是参与神经元间沟通及记忆功能的传导物质，长期缺乏会让记忆力减退，并有老年痴呆症的症状。

● **免疫功能下降：**有多篇经动物实验和对人群受辐射作用的研究和调查显示，长期受到电磁波作用的人，白细胞吞噬细菌的百分率和吞噬的细菌数均呈现下降趋势，抗体亦受到明显的抑制。

美国洛杉矶的研究人员曾经研究0~4岁儿童身患血癌的发生原因，在儿童房间内装置24小时的监测器监测电磁波强度，发现当儿童房间中电磁波强度平均值大于2.68mG时，该年龄的儿童罹患血癌的机会较一般儿童多出约48%。

在美国的一间驻外大使馆里，其工作人员由于长期受到微波窃听器所发射的高度电磁波作用，造成许多人白细胞数量上升，同时，他们的癌发生率也比正常人高。

●**提高不孕症**：长期接触超短波发生器者，男性出现阳痿的概率很高，精子数量亦会受到抑制而降低，生殖器官功能下降，影响生育能力。女性则容易出现月经周期紊乱、经期症候群，卵细胞易发生变性问题、破坏排卵过程，会降低女性生育能力或提高生出先天性畸形儿的概率。

芬兰地区曾经研究191位自然流产的妇女，发现职业如果是计算机操作人员的话，其发生流产的机会是一般人的3.4倍，实际测量工作环境中的电磁波强度约为9mG，明显大于瑞典所定的2mG安全标准。

美国约翰霍普金斯大学研究发现，办公室中电磁波的来源，除了计算机外，复印机、传真机、打印机的使用，会使环境中电磁波的强度平均高达3.2mG~6.5mG，因此认为妇女的流产及畸形儿与电磁波有关。

微波炉可以使用吗?

微波炉已经是许多家庭厨房必备的电器之一，不论是加热饭菜还是解冻食材，有它就搞定。正因其便利性，煤气炉反而被晾在一旁，有人问潘老师，微波炉可以经常使用吗?

我曾经看过一篇实验报告，明确指出微波会抑制植物的生长。该实验是将4盆绿豆苗分别放入微波炉中照射，微波时间分别为5秒、10秒、15秒、20秒，微波照射之后将其移出，放置在空旷处。最后一盆是实验控制组，完全不照射微波。

观察5盆绿豆苗每天的生长进度，明显发现不受微波照射的实验控制组生长正常。经微波照射过后的植物，只有照射5秒的一盆有存活力，其余3盆陆续枯萎，由此可见微波对生物是有致命伤害的。但如果是安全检验合格的微波炉，其电磁波应不会外露，所以买安全合格的微波炉应该没问题，但由于它是电器，依然会放出低频的电磁波。

◆电磁波被列为2B致癌物?

2011年5月24日至31日，由来自14国共31位科学家组成的专家小组参加由世界卫生组织（WHO）国际癌症研究机构（The International Agency for Research on Cancer，IARC）在法国里昂举办的“评估电磁波辐射暴露的潜在致癌危险”国际会议，并将结论集结成册作为国际癌症研究机构主要参考丛书。

根据国际癌症研究机构专家小组审查相关研究，发现不论是因为职业环境，还是在生活环境中会接触到电磁波的民众，都没有足够的证据证实，电磁波的暴露与罹患神经胶质瘤（glioma）和听神经瘤（acoustic neuroma）或其他癌症有关。

但专家小组特别提到一篇发表在2005年《神经学期刊》（*Neurology*）的丹麦研究，显示每天使用手机30分钟以上，持续超过10年，会增加40%罹患神经胶质瘤的风险。

在经历严格的审查过程之后，专家小组决议，将电磁波列为国际癌症研究机构制定的2B类致癌物之一，同类致癌物包括塑化剂、四氯化碳、乙醛、氯仿、汽车废气、铅等260项，而专家小组对于电磁波相关评论，已于2011年7月1日刊登在《柳叶刀肿瘤期刊》（*The Lancet Oncology*）上。

国际癌症研究机构的院长怀德博士（Christopher Wild）指出，有关使用手机对于民众健康的潜在影响，需要更多大规模人数且长时间追踪及调查，在此之前，较务实的做法是使用免提装置或“戴耳机接听电话，避免将手机直接靠着耳朵接听”、减少通话时间、在通信不佳的场所避免使用，或者尽量利用发送短信来传达信息。

2010年，台湾地区的移动电话用户数高达2692万，许多人拥有一部手机以上。目前电信公司已经将手机推广至儿童市场，方便家长与小孩之间的联系，但是不能忽略手机电磁波对于儿童脑部发育可能带来的影响，有些国家甚至限制儿童使用手机。

◆远离电磁波的7大对策

虽然很多研究报告指出，电磁波对健康的影响远不如抽烟对人体的危害，或是酒驾造成的事故比例，但大家心中的阴影仍挥之不去；台湾地区电磁辐射公害防治协会曾于2010年针对全台372家超市微波炉的摆放位置进行调查，发现有六成超市的微波炉与店员之间距离小于50厘米，其中三成更低于30厘米，长期下来恐影响健康或致女性不孕，让大家对电磁波更增疑惧。

电磁波无所不在，害怕不是办法，而是要积极找出应对之道，才能降低电磁波对我们的危害。

对策一：与电器用品保持50厘米以上距离

这是降低电磁波对人体危害的最好方法，由于电磁波强度与距离成反比，因此保持距离非常重要，在使用计算机、电视、电风扇、吹风机、微波炉、电磁炉、洗衣机等电器用品时，都要保持50厘米以上的距离，距离越远，电磁波强度越弱。有些人担心电磁波对身体健康有影响，所以强迫自己不用电器产品，其实无须如此，只要减少使用时间、频率及保持安全距离即可，而不是完全不用。

对策二：养成拔插头习惯

拔掉插头可防止电磁波产生，所以一定要养成不使用电器用品时，随手将插头拔掉的好习惯。当然，这也可以节省用电量。

对策三：缩短使用电器产品的时间

电磁波再强，但是使用电器产品的时间愈短，影响也会愈小。

对策四：睡觉时要远离电磁波

睡眠时间通常有6~8个小时，即使微量电磁波的暴露都会对身体影响很大。因此睡觉时，不要太靠近装有电线的墙壁或是离插头太近，以免受到电磁波的长期干扰而无法好好休息。

有些人习惯使用手机的闹铃服务代替闹钟，这会让手机太靠近床头，迫使大脑暴露在电磁波下好几个小时，所以，还是买个闹钟吧！

对策五：选用同种小型的家电产品

大型与小型家电比较，大型的电磁波及耗电量一定比小型高，所以尽量要选用小型的。另外，电灯泡的电磁波比日光灯小，也比手机小。

对策六：孕妇及幼童要远离电器用品

这两个人群的细胞分裂正值旺盛期，很容易受到电磁波的干扰，所以要特别注意，最好避免使用吹风机、电热毯、微波炉。美国有一项研究发现，母亲在怀孕时曾使用电热毯，胎儿日后患血癌的概率是一般儿童的7倍；母亲在怀孕时经常烫头发，胎儿日后患血癌的概率是一般儿童的6倍；母亲经常使用吹风机，胎儿日后患血癌的概率是一般儿童的2.8倍；儿童若经常玩电动游乐车，患血癌的概率较一般儿童高出60%，所以怀孕妇女和幼童要特别注意。

对策七：注意电器产品的后方及两侧

根据研究，电视机与手提电脑的后方及两侧释放出的电磁波极强，因此尽量不要站在或坐在电视机和电脑的后方及两侧。不同的电器也有不同的预防之道，如计算机屏幕改换成液晶屏幕，或暂时不用时只关屏幕不关机，也可以降低电磁波的危害。手机最好不要放在腰间或裤子口袋中，可以放在手提袋或包包里。

电磁波检测 DIY

最简易的 DIY 做法，是利用接收调幅（AM）的家用小型收音机当作介质。

步骤一：打开开关后，将频道调到没有广播频道的挡，也就是有杂音的挡。

步骤二：靠近需要检测的电器用品，这时候收音机所传出来的噪音会突然变大，走一段距离后，会恢复到原来较小的音量。

而这个恢复到较小音量的地方，就是远离电磁波的（安全）距离，看电视或计算机时，不妨用这种方法试试看，会让你轻松找到安全的地方。

计算机有损皮肤及伤害骨骼

计算机一族大都工作压力大，长期使用计算机有可能导致内分泌系统紊乱，出现身心功能失调，也会使皮肤干燥，失去光泽，加速皮肤老化。“计算机族”应尽量避免长时间不动地坐在计算机前，每工作两三小时就应起身休息一会儿，也可以到厕所洗洗脸；另外，每天用完计算机后要彻底清洁脸部，以防吸附在脸上的灰尘影响肌肤，甚至出现小红疹或红斑。

计算机在操作时，有高速、单一、重复的特点，使用的人会长期处于强迫体位（指身体的某个部分处于非自然状态时的体位），易导致腰、颈、肩、肘、腕等肌肉骨骼系统的疾病。要减轻计算机对皮肤及骨骼的伤害，最好的方法是在使用计算机一段时间后，起身运动几分钟，在饮食方面，要多吃含钙量高、有益骨骼的食物，像菠菜、草莓、西红柿、南瓜、绿茶、金枪鱼、海带、杏仁。

1.3 聪明选购安全玩具

几年前，我在台湾地区一家连锁大卖场，抽查了 24 款玩具，结果发现某一种气球的吹气口铅含量浓度超过标准值整整 9 倍之多，台湾地区的标准值是不能够超过 90ppm，但是该气球的含铅度高达 800ppm。

看到这个数值，我万分惊讶，小朋友吹气球的动作，竟然变得和白雪公主吃毒苹果时一样可怕，无论是气球还是苹果，都被涂抹上了毒素，许多小宝贝都面临着危险。

后来我又到另一个卖场抽查玩具，同样发现让我摇头不已的状况，其中有一种小朋友平时玩的黏土，在外包装盒上所检测到的铅含量浓度为 2910ppm，远超过标准值 32 倍。

另一种跳跳乐的连接器，绳子的铅含量达到 5600ppm，是台湾标准值的 63 倍，而这种绳子也是许多小朋友经常会放在嘴巴里咬着玩的东西。

此外，我们也检测了陶笛，吹嘴染色部位的铅含量超过标准值 3 倍，甚至连止滑的握笔器，也超过标准值 1.3 倍，这些都是小朋友甚至成年人会经常放入嘴中含咬的物件。

台湾地区的法规，对于此类违法物品，通常会要求其下架销毁或只罚个几万元，这对不肖业者来说，只能称得上是不痛不痒。有家店一共被抽检了 24 件物品，竟有一半以上物品都超过了合格标准，我只能用“十分离谱”形容，我不禁要问，相关部门真的在检查吗？即使真的查到了，会像美国政府那样重罚吗？

玩具是儿童的玩伴，但如果设计不良或含有重金属、可塑剂，就会变成披着糖衣的毒素，严重影响孩子的健康及学习。家长在挑选玩具时，一定要严格把关，特别是遇到各类以玩具之名作为诱饵的促销活动时，家长更不能掉以轻心。

◆聪明选购安全玩具

像气球、绳子等这种平常的玩具，都含有超高毒素，我们应该如何避免呢？

（1）要到有信誉的玩具店选购

目前想要买到玩具的途径非常多，除了玩具商城、百货玩具店以外，超市、快餐连锁店、夜市、药品连锁店、观光景点、流动摊贩等处都能买得到，为避免部分贩售地点有不易稽查的风险，最好选择在有信誉的店家购买。

（2）详细阅读玩具上是否贴有国内外商品检验标识

安全玩具一定会贴有国内外商品检验标识，选购时请先检查一下，在此提供几个安全标章做参考。

①台湾地区安全标识

TCC

財團法人
台灣玩具暨兒童用品研發中心
Taiwan Children's Commodities R. & D Center

②日本安全玩具标识

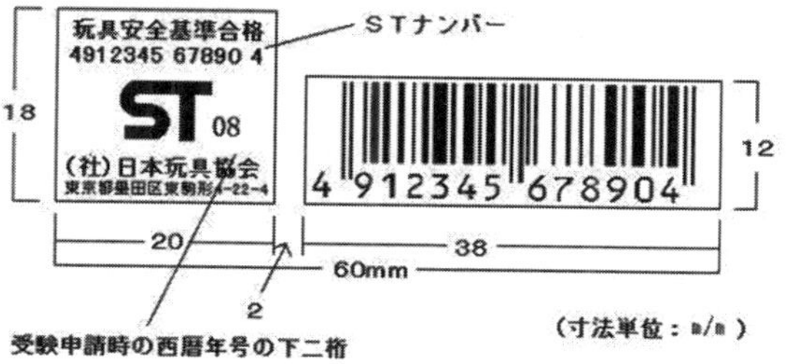

③欧盟认证

④中国安全认证

（3）注意是否有清楚的商品标示与说明

安全玩具包装上必须明确标示玩具名称、制造商（进口商）详细地址及联系方式、玩具材质或成分、适用年龄及使用方法，通常还会有特殊的警告标志，提醒使用时应注意的特别事项。

（4）注意玩具是否牢固

小朋友在玩玩具时，最容易发生的就是被割伤、刮伤或误食的情况，所以要记住先检查玩具的表面是否粗糙或有尖锐边角，是否有重金属涂料，零件是否容易脱落，玩具是否有耐压力，物件与物件之处是否密合黏牢，至于玩具绳索，适合 1 岁半以下宝宝的玩具长度不能超过 22 厘米。

喝热饮不可用颜色鲜艳的吸管

为什么颜色鲜艳的吸管会有毒？因为黄色或橘色吸管，以往会用铬酸铅来染色，也就是俗称的铬黄，铬黄呈黄色粉末状，专门被当作颜料来上色，不过铬黄在台湾地区已经受到管制。如果长期吸入过量铅，会对小朋友的智商造成伤害，大人也会有患高血压、肾脏病、尿毒症等风险，虽然不是所有黄色吸管都有危险，不过还是建议，在喝热饮或是酸性饮料时，选用无色透明吸管，这样比较安心。

1.4 小心家用清洁剂的潜在危害

洗涤本是日常琐事，但这也是维护自身健康及关怀地球的大事，因为洗涤是随时不断在进行，而且延伸的时空既广且深，攸关每一个人。

在洗澡、洗碗、洗衣服、洗车、洗马桶时，多数人重视的是干净，所以非常在乎清洁剂的效果，但很少有人会注意洗涤之后的家庭废水跑到哪里去了，更不会研究清洁剂成分是否会伤害身体及生态环境，甚至有些人会认为这关我什么事，但是这部分才是关键，也是我极力呼吁的主因。

◆我的城市等于我的身体

国外艺术家常以城市和身体的联结作为设计概念，我曾在网络上浏览到英国皇家艺术学院硕士生巴伦（Tuur van Balen）的设计，强调以“我的城市=我的身体”为交互式设计主题。

这是一个很有创意的设计，内容是“从水质就可以看出伦敦市各区居民的行为及生活方式：诺丁丘的自来水很有可能是受惠于该区密集的有机食品商店，而市区的水就可能含有较高的兴奋剂，从咖啡到古柯硷都有；在著名的犹太区高德格林（Golders Green）可以猜想到那里专产‘肥水’（fertile water），因为那儿很少有人使用避孕药”。

巴伦的主旨很清楚，吃进体内的药品和化学成分，最终会随着排泄物排出体外，如果废水处理时没有将过滤这些化学成分的方法考虑进去，最终它们又会回到供水系统里。

将此概念放在洗涤清洁剂上同样适用，清洁剂含有壬基苯酚、荧光剂、含氯漂白剂、甲醛、磷酸盐等成分，即使标榜环保，仍常被检验出含上述物质，这类成分无法完全被分解，从家中水管流出后，碳氢化合物和水结合会产生致癌物卤化有机酸，再排到河川、又回到水库，接着经过自来水系统又回到自家水龙头，一旦喝下这类污染水，身体自然不能承受，健康亮起红灯是迟早的事。

巴伦的设计，最关键的地方在于互动，因为他会提供自来水给参观的访客，而参观者会被要求贡献自己的尿液样本并填上邮政编码，接着会依照邮政编码贴在伦敦的地图上，显示“城市和身体生态系统”的状态。

下一步就是利用网站让更多的居民参与互动，由民众来描述、推测、拼凑和分享，他们认为哪一种自来水特性是属于他们居住的那一区。

如果将台湾地区民众使用清洁剂的模式套用到这种互动概念上，一定会发现凡“用”过必留下痕迹，只是不同区域使用的情况稍有不同罢了。

◆尽早改变使用习惯，早日丢掉有毒包袱

廉价有毒的清洁剂依然充斥市面，标榜无毒的清洁剂并不普及，这常让部分消费者陷入两难，但我们一定要尽早改变日常的使用习惯，早日丢掉这些有毒成分的包袱。

首先，我们要了解清洁剂都含有哪些有害物质。

当使用卫浴及水管清洁剂时，要注意里面含有盐酸及氢氧化钠，这些都是强酸、强碱。误食者，食道会受损、胃会受侵蚀，甚至会导致死亡。水管清洁剂有一股很难闻的氨味，俗称阿摩尼亚，这个臭臭的味道会刺激眼部及呼吸道，皮肤不慎接触后会引起灼伤、水泡。

洗衣粉、洗衣液、漂白剂等，不要听信广告说的无添加物，其实多半都含有表面活性剂、荧光剂、氯、四氯乙烯，很容易污染生态环境，常接触还会引起皮肤过敏。

另外，使用家具及地板亮光剂时，要注意里面所含的酚、硝基苯、丙烯青等物质，会刺激皮肤及黏膜。

对上述内容有基本认识之后，更需确保购买、使用、存放及处置的安全性。购买时，需要仔细阅读该产品的标示，是否标明“危险”、“注意”、“毒性”、“易燃性”、“腐蚀性”等字眼，若要购买，就代表未来的使用及存放都要特别小心。

还要注意该产品是否标明了主要化学成分，高毒性、致癌性或成分不明的商品一律不买，尽量选择含危险性低、对生态环境伤害最小的成分的商品。

使用前，必须要详细阅读使用方法，而且每次使用量愈少愈好，只需达到清洁效果即可。注意必须要单独存放，不要将多种清洁剂放在一起，而且一定要放在小朋友不易拿到的地方，避免误食。使用期限一到，立即丢弃，以免“质变”造成更大的毒害。

◆智慧清洁剂

要享有无毒环境的做法无他，就是自己动手做，用老祖宗传承的方法维护健康及生态，但要注意的是，还需要用智慧判断。

像粉状的黄豆粉、茶粉及液状的无患子已经广为民众使用，但这类物质容易沉积在水管，造成堵塞。最佳的使用方式是装在脸盆内洗涤后，不要将水直接倒掉，还可以用来浇花，或将废水静置、等到有机物沉淀之后捞起来丢到垃圾桶，才算真正的环保。

表 7　天然清洁剂 DIY，轻松过无毒生活

天然清洁剂	原理及制作方式	用　途
洗及泡过米的水和煮面水	·洗完米或浸泡过米的灰白水，不要倒掉，可以存放起来当清洁剂	洗碗、玻璃杯、马克杯、盘子、茶具、水壶
小苏打水	·弱碱性物质，又称碳酸氢钠（$NaHCO_3$）；具有中和酸性油污、消除臭味、软化水质等作用 ·到商店购买食用小苏打粉，用三大匙的小苏打粉加上 500 毫升的水，搅拌均匀后即为小苏打水	可以清洗下列物品： ·厨房的炉子、料理台、微波炉、烤箱、洗碗槽、壁面 ·浴室的洗手池、洗脸盆、浴缸、马桶、墙壁 ·冰箱外壳、冷藏槽 ·洗衣机槽 ·衣袖、领口、梳子、沾了油渍的地毯

（续表）

天然清洁剂	原理及制作方式	用　途
白醋水	·弱酸性物质，有杀菌、防霉、消毒作用 ·到商店购买白醋，和水用1∶2的比例稀释后即为白醋水	可以清洗下列物品： ·厨房的炉子、料理台、微波炉、烤箱、洗碗槽、壁面、水龙头、玻璃杯、马克杯 ·浴室的洗手池、洗脸盆、浴缸、马桶、墙壁 ·冰箱外壳、冷藏槽 ·洗衣机槽
肥皂水	·碱性物质，含有界面活性剂成分，具有去除油污或灰尘等酸性污垢作用 ·到商店购买液体肥皂，将两大匙液体肥皂倒入15升的清水搅拌后制成	·先用肥皂水喷湿卫生纸或纸巾，贴在充满油垢的瓷砖上，静置一晚，可吸附脏污 ·将肥皂水喷洒在抽油烟机后，油污可随着水滴下来，再予以清洗
柠檬酸或柠檬汁	·酸性物质，具有中和、溶解、洗净、柔软污垢等作用 ·将柠檬挤约一杯的柠檬汁，可以将小苏打粉、醋、肥皂水混合成糊状或液状清洗污处 ·柠檬酸可在药店购买	·可以作为马桶清洁剂 ·可倒入排水管或洗碗槽内去除污垢 ·可用来清洗木质家具

制表人：潘怀宗

表 8　家用清洁剂含有化学成分及潜在性危害

家用清洁剂项目	含有化学成分	潜在性危害
浴室马桶清洁剂、除锈剂	盐酸、硫酸、磷酸	腐蚀性强，易伤害皮肤和刺激眼睛
去渍剂、修正液	含苯化合物	·长期暴露，会造成人体呼吸系统、肝、肾、神经系统及造血系统疾病 ·可能会伤害肺脏及中枢神经
洗衣粉、洗衣液	磷酸盐	会污染水质，导致河川、湖泊优氧化，形成臭气熏天的湖水
漂白剂、杀菌剂	次氯酸钠、亚次氯酸钠	不安定氧化剂，与其他化合物混合后，具有危险性，漂白剂与阿摩尼亚混合，会产生致命毒气
异味除臭剂	二氯苯	长期暴露，有罹患肺病、白内障及头痛的危险

制表人：潘怀宗

电影《永不妥协》的启示

电影叙述了一个教育程度不高、育有三名子女的单亲妈妈艾琳（Erin Brockovich）通过持续努力，促使美国参议院，包括民主党及共和党的参议员共同发起一项法案的故事，这项名为“疾病聚集”（disease clusters）的法案在2011年获得通过。

“疾病聚集”是指在同一时间点或同一社区内，出现了某种疾病发生聚集的异常现象，例如在某社区一年内癌症的得病数和美国疾病管制局（CDC）的数据相比有明显差异。

1993年，当艾琳在一家小律师事务所任职时，无意间发现美国PG&E电力公司排放的含六价铬的废水污染了公共用水，造成辛克利镇（Hinkley）许多居民罹患癌症。在艾琳不肯妥协的个性下，她一个人深入访查，寻找证据，并得到660名居民的信任委托，最后在1997年与电力公司达成和解，和解金额高达100亿元台币（3.33亿美金）。

六价铬常被使用在许多工业上，例如电镀业、金属工业、玻璃业、石油纯化、纺织业、焊接业等，六价铬化合物对人体有害，容易被人体吸收，而且会存积在体内。接触高浓度的铬会使局部有明显的刺激和腐蚀现象，铬可被皮肤、呼吸道、胃肠道吸收，长期下来会提高致癌的风险，低浓度的铬则会引发过敏。

美国参议院通过的疾病聚集法案内容，主要是当联邦机构在处理有可能发生疾病聚集事件的时候，需加强民众及政府各单位彼此之间的沟通协调（coordination），也希望流程透明化（transparency），更需要加强政府的问责制度（accountability）。

巧用洗衣机洗衣服

使用洗衣机时长最好在15~20分钟内，免得洗太久洗出脏水，又污染衣服，甚至褪色。为了节省时间又能洗干净，水最好放六七分满。袜子和衣服一样，也要深浅色分开洗，而且最好放进网袋里洗，这样袜子才不会洗得失去弹性。

不是洗衣液放越多就越能将衣服洗干净，用量太多，残留的洗衣液就会伤害皮肤，因为其主要成分烷基苯类化合物会刺激皮肤，甚至造成过敏、妇科感染；衣服洗完后若摸起来很光滑，表示洗剂用量过多，可加少量白醋再洗一遍；剂量太少会有“逆污染”问题，由于没有足够的洗剂去污，脏污物会回染整筒衣物，造成二次污染。

最好参照包装上的指示进行，pH8以上的洗衣液，用来洗浅色衣服，除垢效果好，又不伤衣料；pH7以下的中性洗衣液，洗深色衣服，不会使其褪色。

1.5 排除塑化剂毒素3大步

台湾地区掀起塑化剂风暴以来，举世瞩目。根据台湾成功大学（以下简称“成大”）研究团队长期追踪研究发现，台湾地区不愧是塑胶王国，不但大量生产与输出，民众也在日常生活中普遍使用。现如今，家庭用品因高度塑胶化，导致室内塑化剂浓度很高，其中 DEHP（邻苯二甲酸二酯）占九成；居家环境过度使用塑胶制品，也是导致女童性早熟及儿童罹患过敏气喘风险升高的原因之一。

这个由成大副校长苏慧贞及环境医学研究所教授李俊璋领导的研究团队，从 2007 年 7 月起，针对 193 名 2~12 岁儿童展开 3 年追踪研究，这是台湾首度大规模、有系统地调查评估室内 DEHP 对儿童健康的影响。

DEHP 普遍应用在各种家居及生活用品中，从各类塑胶制品、化妆品、清洁剂到衣服、玩具、地板等，无处不在。

研究团队追踪发现，台湾地区一般居家环境的每克灰尘中含 DEHP 平均浓度高达 1.37 毫克，居全球之冠。国际间发表的研究报告中，很少有国家或地区会超过 1 毫克，而台湾地区的浓度竟是全世界最高，而且超标的程度吓人。

◆孕妇体内塑化剂毒素浓度偏高

数年前，成大与台大联手进行的研究发现台湾地区孕妇体内的塑化剂（邻苯二甲酸酯类）代谢物浓度偏高，其中 DBP

（邻苯二甲酸二丁酯）平均浓度为美国孕妇的4~5倍，DEHP更高达12~13倍，可能严重危害我们的下一代！这些环境荷尔蒙又称“内分泌干扰物质”，会扰乱脑下垂体运作，导致孕妇甲状腺素分泌过低，恐影响胎儿中枢神经和生长。

从此次塑化剂事件也可验证上述研究，因为不管吃的、喝的、用的皆笼罩在塑化剂毒素阴影下。在这里，除了呼吁台湾地区各部门要严惩违法添加塑化剂于食品的厂商，我仍不厌其烦地提醒大家，塑胶制品再怎么好用，也要注意其使用方式及耐受范围（见表9），例如塑胶容器要避免高温加热，这样才不会释放出有毒物质。再者，即使不是热食，一些冷饮杯也会释放出微量塑化剂，所以最好的办法是自备玻璃、陶瓷或不锈钢容器，或许不是那么方便，但和身体健康比起来，孰轻孰重已立见高下。

表9　台湾地区食品容器材质编号及分类

编　号	食品容器材质	常见产品	特　性
1	PET （宝特瓶）	冷饮容器	40℃以上可能产生有毒物质，如重金属锑
2	HDPE （高密度聚乙烯）	厚塑料袋、宝特瓶、牛奶瓶	耐酸、耐硷，但耐热最多只到60℃
3	PVC （聚氯乙烯）	部分塑胶瓶、雨衣、水管	材质稳定，但60℃以上可能出现致癌物
4	LDPE （低密度聚乙烯）	薄塑料袋	耐酸、耐硷，但耐热最多只到60℃

（续表）

编　号	食品容器材质	常见产品	特　性
5	PP （聚丙烯）	微波容器、果汁瓶、豆浆瓶、塑胶碗	可耐热至 135℃
6	PS ［聚苯乙烯（保丽龙）］	泡面的碗、乳酸菌乳饮品瓶	耐热最多到 70℃～95℃
7	其他类	水壶、奶瓶、低价水杯	有些耐热达 120℃，但部分劣质 PC 材质类产品，会释放双酚 A

制表人：潘怀宗

◆健康饮食 3 大步帮你排除塑化剂毒素

在痛骂厂商没良心的同时，民众也无须太过恐慌，只要养成健康饮食三步骤，就能避免塑化剂之害。

（1）多喝水、多吃高纤维食物

身体里的塑化剂其中一部分经由肾脏排出，多吃五谷杂粮、蔬果、豆类等高纤维食物，可使肝脏经由胆汁排除到粪便的毒素不会残留在身体里；另一部分经由肝脏代谢，多喝水可使肾脏代谢的能力发挥最大的功效。

大多数塑化剂都可以在两到三天内排除干净，例如体内的 DEHP 只需 12 个小时即可排出一半，但因有“半衰期”的问题，所以是每 12 小时减半排出，需要 3 天才能排光。

（2）多吃天然食物，少吃加工食品

根据 2011 年 3 月美国国家环境医学研究所的研究显示，20 个人连续吃加工包装的食品一个礼拜后，再改吃新鲜天然的食物时，这些受试民众尿液中的 DEHP 浓度含量下降 56%，双酚 A 下降 60%，显示尽量吃天然新鲜的食物（如水果），不要吃加工包装的食品（如瓶装果汁），可以减轻塑毒的威胁与危害。

（3）当季、当地各色蔬果天天吃

当季、当地，代表时间适合蔬果生长且盛产，当然价格也相对便宜，各色蔬果除含丰富的维生素和矿物质外，其内含的植物化学物质，也是非常强力的抗氧化剂，如花青素（葡萄、李子、草莓），茄红素（西红柿、西瓜），胡萝卜素（木瓜、南瓜、胡萝卜），叶绿素及叶黄素（玉米、深绿色蔬菜）等，也能缓解塑化剂毒素的毒性。

动物实验证明，经由塑化剂伤害所造成的睾丸萎缩及精子稀少等情形，在停止伤害后 65 天即可恢复正常；如果投予维生素 C、维生素 E 等抗氧化物质，则能缩短为 45 天。

坊间和网络上流传的各式号称能排出塑化剂的排毒食疗法和排毒餐皆非正途，也不见得有效，因为曾有研究对比吃排毒餐者排毒前后的尿液、粪便等排泄物和代谢速率，发现根本没有差别。医生建议回归自然，多喝水、多吃新鲜蔬菜水果，才能真正享受无毒生活。

铁氟龙不粘锅不安全

不粘锅的表面涂了一层铁氟龙（聚四氟乙烯）涂料，遇热超过 250℃会变质，可能会释放出全氟辛酸，根据动物实验结果，全氟辛酸可能与睾丸、胰腺、乳腺等部位的肿瘤有关；超过 350℃会分解，吸入体内后，可能会产生类似感冒症状；超过 400℃会产生含氟的有毒气体，吸入会刺激、灼伤皮肤，造成骨质弱化或骨质疏松症。为了烹调的安全，可以改用陶瓷材质的不粘锅，同样有耐高温特性，而且不会吃进有毒物质。

有人很喜欢用陶瓷砂锅，该砂锅用陶土和砂子制成，具备受热均匀、保温持久特性，过去公认是无毒餐具，近年来却也有使用中毒的报告。

如果烧瓷器时，温度不够或涂釉配料不符合标准，就可能会使锅具含有较多的铅；当食物与锅接触时，铅就可能溢出釉的表面混入食物中。

第2招
拥有健康的8项生活习惯

2.1 善用24小时

2.2 睡足7小时不易发胖

2.3 你最近睡得好吗？

2.4 孩子爱看电视，智力发展易受阻

2.5 七分饱的饮食哲学

2.6 喝水要少量多次

2.7 不抽烟，但可适量喝酒？

2.8 益生菌可以改善便秘

维持身体健康的关键元素，就是良好的生活习惯，这包括规律的作息，不任意扰乱既定的生理时钟，充足的睡眠（时间长短很重要，必须睡得足且睡得好），减少看电视的时间（长期窝在沙发里会让自己变胖、变笨），适当的饮食（七分饱即可，自助餐花钱又伤身），多喝水（还要在对的时间喝），不抽烟和限制喝酒（能代替这两种嗜好的健康选择有很多），养成定时排便的习惯（避免便秘成为万病之源）。

如果能够确实做到以上这些要求，自然能帮身体打好健康的基础，众多疾病无从发生。至于该怎么吃、要怎么动，则在后面章节再加以讨论说明。

2.1 善用24小时

2008年台湾师范大学开始在部分宿舍试办“规律生活寝室”，让想拥有规律生活的同学，通过在固定时间熄灯（凌晨12点）、断网（凌晨2~5点）等强制手段，建立起早睡早起、规律作息的生活习惯；台湾大学、交通大学、中山大学、政治大学等也有类似方案。

主要原因是年轻学生晚上不睡觉的情形愈来愈普遍，为了读书熬夜的人很少见，多半是上网聊天、玩游戏，或是三五好友聚在一起聊天，寝室早已变成聊天室。

有不少老师抱怨，准时上第一节课的人寥寥无几，有人甚至直接趴在桌上睡觉。家长座谈时也不时反映，孩子怎么老是一副睡不够的样子，到底是出了什么问题呢？

我读大学时，社会氛围严谨又保守，学生多半很自律，熬夜的大部分原因是努力念书，不像现在的学生，一定要东摇西晃到凌晨三四点才阖眼，早上当然爬不起来上课，迫使学校采取新的措施来约束学生超出常规的行为。

台湾师范大学为何要冒着被批评“干涉自由”的风险，实施“规律生活寝室”呢？它的目的在于强调“健康是学习的源泉，规律作息是健康的开始”，这段文字，让我感觉心有戚戚焉。

◆每人都要善用24小时

如果有一个银行，每天零时固定会为你存入86400元（一天有 86400 秒)，但是你一天没花完的钱会在隔日零时被全数收回，而且银行做这些动作，都不需要通知你，你知道这是什么银行吗？没错，它就是时间银行。

对每个人来说，时间是公平的，每天 24 小时大家都一样，但健康就不一样了。懂得善用 24 小时的人，整个人神采奕奕、活蹦乱跳；而不善用者，展现在外人面前的常常是疲惫倦怠、毫无生气，如果正值发育时期，还有可能会影响成长。

“为什么可爱的童星在长大之后，平均身高都不高呢？”几乎每年都有人提出这个问题。

原来，除了遗传基因外，生长激素也是决定身高的因子之一，它由脑下垂体全天候分泌，之后再注入血液之中；但分泌量会依时间有所不同，白天分泌量很少，最旺盛的时刻是夜晚入睡后的两小时内，因此童星容易长不高，是因为拍戏或录像结束太晚造成睡眠不足，晚上没有早点上床睡觉，所以降低了生长激素的分泌，继而身高也受到了影响。

中医是以 12 时辰规范一天的节奏，西方医学一样有生理时钟的说法。睡眠和松果体分泌的褪黑激素有关，褪黑激素的分泌会受到光线及昼夜替换的双重影响，天黑时分泌量最高，是白天的 6 倍，但光线经过视网膜后会传至下视丘，再经过交感神经启动松果体，会抑制褪黑激素分泌，所以晚上 11 点以后，千万不要延长开灯时间蹂躏褪黑激素，该是关灯睡觉的时刻了。

“日出而作，日落而息”的规律生活好处多多，精神好、体力好、情绪稳定、思维敏捷，而任意改变规律生活，大脑会紊乱套。试想，如果乐谱大乱，还有可能演奏出优美旋律吗？

一天有24小时，但依照中国古历，两个小时相当于一个时辰，一共有12个时辰。站在中医立场，12时辰不只是计时标准，透过不同的时辰还可以保养相对应的脏腑，以“值班”作比喻，每一个时辰都有一个经脉、一个脏腑在当班工作。

子时是晚上11点至凌晨1点，正好胆经在值班，人的阳气刚刚产生，非常微弱，不能拼命工作消耗掉，必须用睡眠加以保护；凌晨1~3点是肝经在值班，这时阳气开始增强，要进行解毒及造血工作，这项工程很费时费力，所以千万不要在这个时候增加肝脏的负担，一定要进入梦乡；早上5~7点是卯时，该是起床的时刻，则换大肠值班，由于整夜未进食，胃部很空，此时若喝下一杯温开水，或按摩肚子，会刺激肠道，引起反射性收缩动作，加速肠子蠕动，就会有便意产生，想要上厕所；7~9点是辰时，由胃值班，吸收消化的能力最强，所以一定要吃得丰盛，除了淀粉类的米饭、面包之外，还要多补充动物性或植物性蛋白质，饱足之余又营养丰富。

表10　12时辰及脏腑值班表

12时辰	脏腑值班	说　明
23:00~1:00（子时）	胆经	此时阳气刚生，很微弱，身体进入修复状态，不宜熬夜
1:00~3:00（丑时）	肝经	此时血气进入肝脏，开始进行解毒及造血工作，需要在全身很安定的状态下进行
3:00~5:00（寅时）	肺经	清肺、润肺效果最好，若肺部有毛病，如咳嗽、气喘易发作，在此时需要特别注意

（续表）

12 时辰	脏腑值班	说　明
5:00~7:00 （卯时）	大肠经	排便顺畅时刻，喝杯温水有助于排便；若是便秘者，反而不容易在此时有便意，需要多吃高纤维蔬果
7:00~9:00 （辰时）	胃经	胃肠消化吸收最强时刻，吃进营养均衡、丰盛的早餐，会滋养全身
9:00~11:00 （巳时）	脾经	人体气血最旺盛时期，最适合工作及劳动
11:00~13:00 （午时）	心经	气血很旺，不宜做剧烈运动，应适度午休，但不需过久
13:00~15:00 （未时）	小肠经	小肠这时会进行分类，吸收营养物质，将不能吸收之浊物送到大肠
15:00~17:00 （申时）	膀胱经	此时是身体进行废物排除旺盛之际，宜多补充水分，有助于废物排除，以利泌尿系统的代谢
17:00~19:00 （酉时）	肾经	此时会调节人体的元气，需要稍事休息，不宜劳累
19:00~21:00 （戌时）	心包经	晚餐宜简单，餐后要休息，可做轻松运动
21:00~23:00 （亥时）	三焦经	阴气旺盛，需要休息，肾不好者不宜多喝水

制表人：潘怀宗

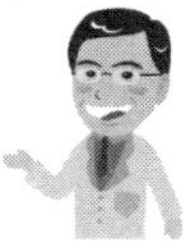

生活不规律易出唇疱疹

嘴唇表皮非常薄，有丰富的毛细血管，若嘴唇长泡、发炎，代表体内健康出了状况，不能轻视。嘴唇上冒出一撮水泡，严重者还可能蔓延到脸上，这就是唇疱疹，是由单纯性疱疹病毒引起，抵抗力弱的人较易感染，遇到烈日当头或寒流来袭导致免疫力下降时，疱疹很容易冒出，或经由人与人之间的接触而传染。

一旦感染唇疱疹，千万不能将水泡挤破，以免病毒蔓延到四周，进入眼睛会造成眼角膜溃疡，有失明之虞。治疗唇疱疹，要把握黄金时期，水泡冒出的当天，就要使用抗病毒的药物，如 Acyclovir，涂抹在患处，隔天就能消除。不过提高免疫力更加重要，生活规律正常、饮食均衡、不熬夜、少喝酒、舒缓压力，烈日当头时不出门，就不易发病。

2.2 睡足7小时不易发胖

很多人交友广泛、人缘又好、爱凑热闹，生活变得很不规律。该吃饭的时候，忙得没时间吃，好不容易坐下来匆匆吃了几口，又赴邀参加朋友的派对。几杯酒下肚，手机作响，又有人来电询问赶另一个聚会的可能性，等到欢乐时光告一段落，已是凌晨1点。饿得不行，几个人又跑到海鲜店点了一桌子大鱼大肉的夜宵，吃饱喝足已近凌晨3点，回家阖眼小睡三四个小时，催促开早会的电话响起，新的工作已经等着你处理。

生活不规律，三餐不正常，又爱吃夜宵，导致最应该休息的时候反而吃得最多，加上睡眠不足、缺乏运动，代谢能力又趋缓慢，结果身材走样人变胖了。

◆肥胖是大问题

体重上升后开始刻意节食，常是一天吃一餐，或只吃蔬菜、水果，结果是愈减愈糟，愈减愈胖。在美国费城大学任教的心理学大师洛威（Michael R. Lowe）教授，曾在《英国营养期刊》发表他对节食减肥坏处的研究——复胖率百分之百，不易维持窈窕身材，而忽胖忽瘦的溜溜球效应，对生理及心理都会造成严重的不良影响。

肥胖是万病之首，根据台湾地区卫生部门在2009年所做的营养调查显示，台湾地区10大死因有7项和肥胖有关，包括癌症、脑血管疾病、心脏疾病、糖尿病、慢性肝病及肝硬化、肾脏疾病、高血压性疾病，也就是说，身材一旦发胖，以后的10~20年之间，罹患以上疾病的概率就会大增。

当24小时便利商店、无昼夜之别的网络入侵我们的生活并成为常态后，一本正经地谈论规律生活常让许多年轻人嗤之以鼻，觉得父母师长为什么要小题大做，屡次老生常谈，但我还是不间断地在各种场合呼吁，身体要健康、精神要饱满、思维要清晰，规律生活是最经济、简单、方便的做法。

很多人会将生活出问题怪罪在别人身上，不是受了朋友怂恿，就是夜店的气氛太棒了。在我看来，都是自己的错，严守生活作息是人格成熟的表现，是克制自我的能力，如果连生活作息都不能自理，不懂得说“NO”，又如何能要求别人呢？

潘老师有一个朋友是社会线的记者，因工作需要，导致他必须跟三教九流、黑白两道拉关系、攀交情，最简单的方式当然是遁入酒色、吃吃喝喝；这也就算了，还常常要续摊狂欢，最高纪录是连续应酬了13场共35个小时，令人咂舌；不在意自己是B型肝炎患者，也没有身为“三高”危险群该有的警觉，更不怕一年内数次进出急诊室的恐怖经历，照样自欺欺人，直到被老婆赶出家门，婚姻和身体都亮起了红灯。

想不到，太太的力量如此巨大，这个中年男子竟大彻大悟，选择即刻告别过去生活，效法周处除三害——酒、损友、肥胖，且说到做到，跳出压力深渊、早睡早起、重新调整生活作息时间，再配合我们设计的减肥食谱及运动瘦身方法，就这样，成功减肥 20 余公斤，不但让周围朋友为之侧目，他自己也再次体会到健康的重要性，而最大的收获是，降至冰点的夫妻关系又慢慢回温啦！

要想有健康的身体，规律的生活是最基本要求，唯有在这里扎根，才能孕育出健康的养分。

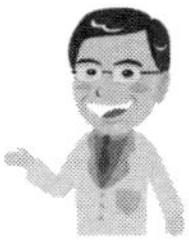

调整生理时钟有方法

人体的生理时钟很规律，一旦被熬夜或时差破坏时，常常很难补回，最佳的补救原则，还是以原来的睡眠时间就寝，不论前一晚多晚睡，隔天一定要在同一时间起床，白天很想睡觉时趴着小睡一下，绝对不能卧床大睡，这样生理时钟才能逐渐调整回来。

2.3 你最近睡得好吗?

“最近好吗?”是很平常的问候语，但现代人压力大，生活不规律，常为失眠所苦，所以，我认为更贴切的问候语应该是:“最近睡得好吗?”

睡不着、睡不好是很多人的烦恼，尤其是睡到半夜起身上洗手间，或是被狗吠声吵醒，就再也没有办法入睡时，即使试着数绵羊、强迫自己平躺不要胡思乱想，但仍像煎鱼般翻来覆去，就是阖不了眼。

台湾睡眠医学学会每3年都会进行一次睡眠调查，2009年的调查发现，台湾慢性失眠症患病率为21.8%，与3年前的11.5%相较，多了10个百分点，看起来大家的睡眠质量愈来愈糟。

每次问到是男性容易失眠，还是女性容易失眠时，都会有两派不同的声音。有一项电话调查，是依据台湾地区各县市的人口数、男女性别、年龄比例所做的抽样调查，发现台湾女性失眠率为31%，男性为24%，该数字显示女性失眠概率比男性高，暂时缓和了双方的口水之争。

在台湾，多数职业妇女除赚钱养家之外，还需挑起教育子女、操劳家事的重担，我认为这是导致女性睡眠不足的最大原因，所以我常跟女性朋友说:“不论生活压力有多大，工作有多忙碌，睡觉时的心情都要放轻松。”

偶尔失眠，是不会对健康造成太大影响的，只要找出失眠原因予以改善即可，毕竟每一个人多少都会因压力、情绪、身体疾病等关系出现短暂性失眠，等到原因消除之后，自会恢复良好的睡眠。但如果经年累月睡不好，就需要注意了：体质会变差，反应会变迟钝，记忆力容易衰退，最后会造成不能进行繁复工作的严重后果。

从外表来看，睡觉就是躺在床上休息，但透过脑波图的波形，可得知睡眠时脑电波是有波动的。根据“睡眠分期”，睡眠有零至五期，零期是指刚上床睡觉的状态；第一期到第四期是“非快速运动睡眠（NREM sleep）”，主要作用为恢复体力及促进生长，占整个睡眠时间的80%；第五期是“神经细胞活动期”，即“快速运动睡眠（REM sleep）”，占整个睡眠时间的20%。第一至四期依照不同睡眠期数，会依次增加熟睡程度，并出现各种不同形态的脑波表现；比如，第一期是“昏睡期”，第二期是“沉睡期”，第三期及第四期是“深睡期”；第五期则是神经细胞活动频繁的时间，与学习、记忆、做梦相关，所以我们常会有做梦的记忆。

正常的睡眠状态是从第一期逐渐到第四期，之后进入到第五期，接着又回到第一期，每一次循环的时间约持续90分钟，一个晚上约有4~5次循环，即使会有短暂清醒，也会再次熟睡，而且醒后根本不记得发生过什么事。

但是失眠状态却让人很困扰，辗转难眠已经很痛苦了，好不容易睡着了，却可能因一个翻身或想上厕所，甚至外面的声音干扰（如动物叫声或救护车鸣笛经过）而再无睡意，就这么睁眼到天亮。

失眠与繁忙的现代环境成正比，因此失眠一族只会愈来愈多，难有降低趋势，唯一能做的就是培养良好的睡眠习惯，利用规律的生活节奏减少失眠的频率，虽是老生常谈，却是对付失眠的最佳良策。

坚持 1：不要挑战生理时钟的极限

每个人都知道生理时钟的重要性，白天是活动时间、黑夜是休息时间，如非必要，最好不要天天挑战生理时钟的极限，就寝时间一到，就要乖乖躺在床上。

坚持 2：每天早上定时起床

很多人都有晚上睡得晚、早上起得晚的毛病，尤其是假日，不睡到中午 12 点不起床，其实这是很不好的习惯，一天的生活作息就此被打乱；请大家一定要让自己养成固定时间起床的好习惯，这不但是自制力的一种表现，而且早上的头脑最灵活、思路最清晰，处理起事情来也格外得心应手。

坚持 3：午休时间尽量短

中午小憩一下是不错的养生之道，但时间不宜超过一小时，因为很多人失眠的原因正是午觉睡太多，特别是上了年纪的老人要控制午休时间，避免晚上难以入睡。

坚持 4：少吃刺激性食物

常会失眠的人一定要少吃刺激性食物，下午 4 点以后，不要碰任何含有咖啡因的物质，如果想要提神，可以换个方法（如站起来动一动）；晚餐要清淡，忌辛辣口味的食物。

坚持 5：睡觉前不要喝饮料

吃完晚饭后一定要少喝饮料，即使是水都要稍微控制（但绝对不是不喝水），避免半夜起来上洗手间，中断睡眠后就再也睡不着了。

◆睡眠时间的长短很重要

英国发表在《欧洲心脏期刊》（*European Heart Journal*）的研究指出，睡太少或睡太多都会增加中风、心脏病的死亡风险。

英国华威大学卡布奇欧（Francesco P. Cap-puccio）博士表示，夜间睡眠时间少于6小时的人，其出现中风、死于心脏病的概率会增加48%，因为睡眠时间太少会引起血压、血脂升高，并诱发肥胖、Ⅱ型糖尿病、轻微发炎反应等，而这些因素容易导致冠状动脉心脏病（简称冠心病）和中风的发生。

研究团队分析过去的15项研究，调查对象包含47.4684万人，研究时间从7年到25年不等，其中有4169位冠心病患者、3478位中风患者，以及8420位心脏病患者。

研究中询问受访者过去一周睡眠时间长短，结果发现，和睡眠时间介于7~8小时的人相比，晚上睡眠时间少于6小时的人，中风、罹患心脏病的风险明显增加。

另外一项发现是，睡眠时间超过9小时的人也比较容易得心脏病，风险会增加41%。卡布奇欧博士表示这次研究对象都是成年人。

美国国家睡眠基金会也建议，一般来说，儿童晚上应该要睡足10~11小时。10~17岁的儿童、青少年则应该要有8.5~9.25个小时的睡眠，成年人睡眠时间最好在7~9个小时之间。

表 11　失眠症状评量表

请问你在两周内是否有以下情况？
1. 躺在床上超过 30 分钟才睡着
2. 睡眠期间忽然醒来后醒着的时间超过 30 分钟
3. 比预定的起床时间提早 1~2 个小时
4. 睡醒后精神没有恢复
5. 睡不好已干扰白天的工作
6. 以上情形已超过一个月
7. 身体疼痛、不适感干扰睡眠
8. 心情忧郁、焦虑的状况已干扰白天的生活
9. 打呼噜声偶尔会停止，然后又像呛到般继续呼吸
10. 入睡静止时会觉得肢体有麻、痒等不适感而无法入睡

如果以上的题目中，第 1~5 题连续都答“是”，或其中 10 题中有一项答“是”，并且同时也勾选第 6 项，就代表你已经有失眠的症状。

◆不要轻视睡眠质量

睡眠质量和每天睡几小时是不同的，有人睡足了 8 小时，还是觉得很累；有人睡了 6 小时，却精神饱满，关键在于睡眠质量。法国里昂大学的皮耶哈维鲁皮博士对于睡眠不足，有下列简易的测量方法：

●白天总有一阵一阵浓浓的睡意袭来，或一整天都觉得很累，代表你的睡眠不足。

●平常翻来覆去好长一段时间才睡得着，最近躺下不过 5 分钟立刻睡着，证明睡眠严重缺乏。

●醒着时，有时会出现 1~10 秒钟的短暂昏睡，这也是缺乏睡眠的一种现象。

有人以为睡眠只是放松大脑细胞而已，其实不然，这段时间是身体器官修复的关键时期，而且会依照时间顺序一一进行，如果我们任意破坏身体器官的休息机制，长此以往，身体会出现各种疲惫状态。当你发现愈睡愈累，或者总是睡不着时，很有可能是身心都出了问题。我建议，每晚11点前入睡，早上约6点半起床，最为恰当。

■23~24点，睡眠属于夜休期

身体工作了一天，大脑、心脏、胃、肠、肝、肾、肺等器官都累了，连掌管情绪的内分泌系统也疲惫不堪，到了夜休期，一定要让身体来个大放松，才不会超负荷、造成“死机”。

■24~1点，睡眠属于浅眠期

在这段时间，身体健康者很容易入睡，就算有电话声、门铃响都不容易被吵醒；若身体不适或有压力者，在这段期间反而会翻来覆去不易入睡，而且很敏感，一有声音立即惊醒，甚至会说一大堆梦话，或者因身体疼痛而痛醒。

■1~2点，睡眠属于排毒期

这段时间是肝脏活跃期，在为排除毒素而努力，活动力很旺盛，所以一定要让身体进入深沉睡眠状态，肝脏才能顺利完成代谢任务。不论你有多忙、压力有多大，这个时候一定要乖乖跟夜生活说再见，让肝脏在没有负担之下完成排毒。

■3~4点，睡眠属于深睡期

这时候身体的敏感度会降低，肌肉放松、动作减少、心跳和呼吸频率开始变慢，血压降低、消化道分泌减少、尿量少，也就是说，整个生理变化会显得很缓慢，几乎所有的器官都在放慢脚步，内分泌也一样，肾上腺素降低、基础代谢率下滑，但生长激素及神经细胞的蛋白质合成却显著增加，整个身体都在休息。

纵使你有很多熬夜的理由，到了这个时段，非要进入梦乡不可，尤其对重症病人而言更要注意，因为这是最易发病的时间，甚至有死亡之虞。

■12~13点，睡眠属于午休期

这段时间能够休息片刻，会对大脑海马体（hippocampus）区域的汇整工作有很大帮助，因为海马体是帮助储存有根据的事实的区域，当空间不断被塞满之后，它需要一点时间清除那些无用的资料，所以小睡片刻非常重要。

美国加利福尼亚大学柏克莱分校曾经提出“小睡片刻提升脑部学习力”的一篇研究报告，主要研究者沃克（Matthew Walker）将海马体比喻为电子信箱，我认为这个比喻非常恰当，信箱塞爆时，大脑会累到无法接收任何信息，一定要利用休息时刻，整理归档，去芜存菁，或者将这些资料移到另一个资料夹内。

另外，有些人以为，老年人会睡得比较少，其实不然，美国加州大学圣地亚哥分校曾经做了一项睡眠研究，发现年纪大的人更要注意睡眠时间，颠覆了人们对“老年人会睡得少”的认知。该项研究认为，年轻人重视的是睡眠质量，只要大多数的时间睡得沉、睡得好，第二天的表现就可以很好，但对老年人来说，当事情攸关记忆及认知处理的活动时，睡眠的时间反而比睡眠质量显得更重要。

这份研究还显示，当我们越来越老时，真的没办法倒头就睡，反而更容易翻来覆去睡不着，因此一定要获得更多的睡眠修复身体的机能，才能避免出现记忆力下降问题。

我希望每个人每天都能睡得沉、睡得足及睡得安稳，这才是人生乐事！

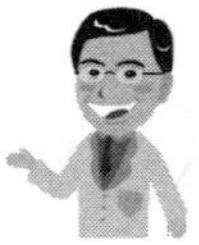

潘怀宗健康讲座

芬多精有安定睡眠效果

台湾睡眠医学会自 2000 年以来，每 3 年进行一次民众失眠调查，2006 年的患病率为 11.5%，2009 年增高为 21.8%，可见失眠人口越来越多，为了改善失眠，很多人可谓是费尽心思。中兴大学森林系教授历经 4 年研究发现，芬多精可以舒缓焦虑、安定睡眠及止痛；芬多精主要来自树木叶子、树干所散发的挥发性物质，里面含有的柠檬烯成分具有抗焦虑和帮助睡眠功效，特别是清晨树木所释放出的芬多精最多，又含有负离子。

2.4 孩子爱看电视，智力发展易受阻

除了保持良好的睡眠外，看电视的时间长短也包括在良好的生活作息与方式之内，因为常看电视会增加肥胖、患糖尿病和心血管疾病的风险。

美国哈佛大学公共卫生学院的胡博士（Frank B. Hu）发表在《美国医学会期刊》的研究指出，如果每天看电视超过两个小时，会增加20%发生糖尿病的风险，还会增加15%发生心血管疾病的风险，并且提高13%的死亡风险。

美国尼尔森公司（Nielsen Co.）2010年的调查显示，美国人每天看电视的平均时间约为5个小时，而澳洲统计署的资料显示，澳洲和一些欧洲国家每天看电视的时间约为3.5~4个小时，根据《远见》杂志2010年的调查，台湾民众平均每天看电视的时间约为2.73个小时（每周平均19.13个小时）。

胡博士分析了8份平均追踪受试者7~10年的研究，共有29.0191万名没有慢性病的民众参与研究，结果发现若减少看电视两小时，每十万人中每年可减少176个人发生糖尿病的情况，也可减少38个人发生致命性心脏病的情况，并可减少104个人提早死亡的情况。保健室在此要强调，这里所说的看电视时间，当然也包括上网聊天、打电子游戏和看录像带的时间。

◆爱看电视的孩子，智力发展易受阻

加拿大研究团队2010年5月3日于美国医学会《小儿与

青少年医学档案》发表的一篇研究指出，儿童若从两岁开始就常看电视，长大后更易发胖、智力发展受阻、在校表现较差，而且易遭同学欺凌。

这个调查研究的样本，是1997年至1998年于加拿大魁北克省出生的1314名儿童。这些儿童的父母记录小孩在两岁半及4岁半观看电视的时数，等小朋友成长到10岁时，再由学校教师评量其课业成绩、卫生习惯和心理社会发展状况。

结果显示，儿童若从两岁开始，每周多看一小时电视，长大后数学表现差6%，课程参与度减7%，遭同学欺负的概率多10%；此外运动量少9%，吃零食的分量则增加10%，身体质量指数（BMI）高5%。其次，研究数据指出，两岁儿童平均每周观看电视8.8小时，4岁儿童则观看14.8小时。

研究人员普遍认为，学龄前阶段对脑部未来的发展非常关键，家长应减少儿童看电视的时间，这样他们才能够转移注意力，去从事更多有助于身心健康发展的活动。这份研究已引发社会大众广泛的关注，进而要求政府相关部门针对儿童看电视的时数设限。

美国的小儿科医师建议，家长应禁止两岁以下儿童看电视，而两岁以上儿童，一天看电视的时间也不宜超过1~2个小时；法国政府也禁止电视公司针对3岁以下儿童制作节目；澳洲政府则建议，3~5岁儿童一天看电视的时间应少于1小时。

◆台湾的儿童体态偏胖

台湾阳明大学护理学院副教授刘影梅博士发表于2010年

《护理期刊》“台湾学生健康体位调查”的研究中，调查了31751名10～18岁的台湾儿童，发现他们的肥胖率高达26.8%。台湾地区相关部门指出，有42%～63%的肥胖儿童和70%～80%的肥胖青少年，成年后仍维持肥胖的情况。

刘博士指出，睡眠时间少于7小时45分钟，或每天久坐不动“看电视”超过两小时的儿童，会因为体内瘦素（leptin）减少、饥饿激素（ghrelin）增加，造成胃口大开而猛吃的情况，再加上活动量不足，进而形成肥胖。而肥胖会导致体能衰退，还可能衍生为代谢症候群、糖尿病、高血压、血脂异常、痛风、关节炎、心血管疾病、乳癌、大肠癌等疾病。

保健室强调，建立良好的生活方式必须从小开始，因为等到小朋友长大了、生活方式定型后，再改变就很难了。

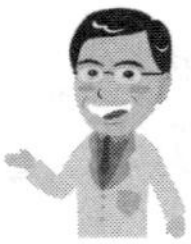

体重过重该减肥了

肥胖对身体健康来说是一大负担，但根据 2009 年调查发现，体重过重的台湾民众并不热衷于减肥。在 20~64 岁过重及肥胖的民众中，27.9%的人会进行减肥，27.5%会控制维持现状，而 44.5%的民众不会进行任何体重控制的行为。罹患心脏病的过重及肥胖民众，36.7%的人会进行减肥，23.2%会控制维持现状，但仍有 40.1%的人不会做任何控制体重的行为。

表 12　2005~2008 年台湾过重及肥胖情况调查

过重及肥胖率	男性	女性
青年（19~30 岁）	17%	9.8%
壮年（31~44 岁）	35.4%	22.1%
中年（45~64 岁）	39%	27.6%
老年（65 岁及以上）	34.3%	32%

资料来源：2005~2008 年台湾营养健康状况变迁调查

调查还发现，罹患心脏病的女性有近 37%是由体重过重引起的，男性则约 24%。研究认为，可能是因为女性更年期的新陈代谢率下降，体重容易增加，加上女性荷尔蒙对于血管内皮细胞有保护作用，一旦减少，就会增加女性发生心脏病的风险。根据国内外多篇研究显示，过重及肥胖者如果减肥成功，将可减少 23%心脏病发生率，所以为了健康着想，请维持合理的体重。

2.5　七分饱的饮食哲学

现代社会，自助餐厅可以说是满街林立，一个价位随你挑选各种食物，爱怎么吃就怎么吃，看似划算却隐藏“吃太饱”的问题。常以为自己会很节制，只吃两三盘的食物，不知不觉吃了五六盘还不太够，再外加饭后必吃的甜点、冰淇淋，一餐的总热量高得吓人，几乎是好几餐的总和。

◆不自觉地瞎吃

有一个朋友告诉我，他曾经吃过 16 盘肉、3 盘海鲜，外加 4 球冰淇淋、4 块蛋糕，我大概算了一下，约有 6000 多卡，我跟他说：“你一个人就吃了 3 个人的分量，体重当然也就是 3 个人的重量。”

很多人喜欢去自助餐厅，针对这一点，我们必须提出强烈的呼吁，人类需要的营养成分绝对是适量、均衡就好，虽然不能少，但也不能多。吃太少，人体会出现营养不良；然而吃太多，身体也会囤积过多的热量，成为负担，并造成伤害。

那么，该吃多少最好呢？明朝的太医刘纯提出了“七分饱”的实证。刘太医是明成祖的亲戚，活到 112 岁，在世期间，曾经进行过一项历经 66 年的集体人体试验，目的是要找出“如何治疗乳癌”的方法，并提出了长达 20 册关于“三分治，七分养”的报告。

◆吃七分饱就好

“七分饱”是“七分养”其中的一个观念，是指不要吃得太多，尤其是晚上更不要吃过饱；实验中发现，晚饭吃得太饱，容易做噩梦损害大脑，如果是老年人，就会提高猝死的概率，但如果只吃七分饱，反而会延长生命。

对中年人来说，每天吃七八分饱是降低高血压、糖尿病、心血管疾病发生率的方法之一，这些慢性疾病的产生，都和吃太饱脱不了干系；而对年轻人而言，七八分饱的饮食习惯，才是保持合理体重的最好方法，不用等到体重大幅上升、发现肥胖所带来的困扰之后，才开始减肥计划。

对于现代人平时饮食不节制，反而迷恋短期速效的减肥做法，保健室相当反对，维持体重，其实是良好生活方式与作息的一个体现，建议现代年轻人养成七分饱的做法，因为这才是维持适当体重的根本之道，不必为了节节高升的体重而烦恼，也不必盲目跟从各式减肥方法，反而损害健康。

增加咀嚼次数可以减少热量摄取

减少热量摄取并不难，哈尔滨医科大学公共卫生学院王舒然（Shu-ran Wang）教授发表在《美国临床营养学期刊》的研究指出，每一口食物的咀嚼次数由15次提高到40次，平均可以减少摄取11.9%的热量。研究观察30位年轻男性（14位肥胖，16位标准体重）吃东西的咀嚼次数，结果发现，每吃100克食物，肥胖者比体重正常者少咀嚼约50次，而当受试者将每口（10克）食物的咀嚼次数从15次增加到40次后，肥胖者所摄取的热量减少了13.8%，体重正常者也减少了10.1%。原因是咀嚼40次的受试者用餐后，体内增加食欲的饥饿素浓度比较低，而可以抑制食欲的升糖素胜肽和胆囊收缩素的浓度则较高。

咀嚼次数越多，就越会让调节食欲的荷尔蒙发挥重要作用，一个成年人如果能做到每口都咀嚼40下，换算下来，一个半月就可以瘦1千克，建议吃东西时一定要细嚼慢咽，让身体有足够时间分泌荷尔蒙，告诉我们吃饱了。另外有研究发现，咀嚼动作会刺激乙酰胆碱、血清素等神经传导物质的分泌，可以帮助大脑中负责记忆的海马体顺利运作及稳定情绪、减缓压力及紧张感，而咀嚼次数越多，脑细胞就会越活跃，血液循环也越好。

2.6 喝水要少量多次

人体结构中约有 60%~70%是水分，体内各种生理需求和生化反应都需要水分来运作以及保持平衡，多喝水除了可以促进新陈代谢和排除毒素外，更可以减少许多疾病的发生。

◆一天要喝多少水？

你今天喝了多少水呢？依台湾地区卫生部门建议，每人每天至少要喝 8 大杯，约 2000 毫升的水，但民众可依工作状况来调整。例如体力劳动者比起室内办公者需要更多的水分，但是对于肾脏病患者而言，饮水量及方法必须再请教医生或营养师。

对于常常忘记喝水的人，我建议可以将水杯放在随手可得的地方，时时补充，不要等到渴了才喝；水温最好是和人体的体温相符，也就是 36℃左右，最容易被身体吸收。而夏日炎炎，很多人都会喝冰水消暑，但是冰水不利于胃肠功能，反而容易造成不适。

由于每人工作量与工作环境的不同，潘老师建议将每人每天 2000 毫升的喝水量，修改成每人每天应有 2000 毫升的排尿量，你可以选择平常上班的某一天，将自己 24 小时的尿液收集起来，借此可判断平常上班喝水量够不够。

◆早上起床后一杯温开水助排便

每天早晨起床时，刚好是空腹，喝下一杯温开水（约

300~500毫升），可以刺激肠胃蠕动、连带产生便意；此时喝的水也很容易被肠黏膜吸收进入血液，可促进血液循环、润泽肌肤，也可以把前一晚积在体内的毒素排掉。当然，一个晚上没喝水，身体这时也很需要补充水分。

◆白天工作时喝水一定要少量多次

如果短时间内狂喝水，那这些水基本上都会被快速排出体外，无法真正进入细胞代谢，还会瞬间稀释体内的电解质，若电解质不平衡，身体会有一些不良的反应。

喝水是有方法的，一次不要喝太多，应该分次慢慢喝，也就是“少量多次”。小口小口喝，含一含再吞下，如此一来，不但可以避免大口喝水时灌入太多空气导致胀气，同时也可以让嘴巴多享受一下水的味道，并使口腔黏膜得到充分滋润，这才是喝水解决口渴的最好方法。

◆晚上可适量喝水

很多人都说睡前不要喝水，以免半夜起来上厕所，或第二天睡醒时眼睛会水肿；但另有一种说法，血液中有80%~90%是水分，人体缺水，血液就会变浓稠，导致循环不佳，容易引发中风或心肌梗死。

那该怎么办呢？我建议白天时每隔一段时间就喝一点水，睡前一小时则喝50~100毫升就可以了，因为人体的消化系统及泌尿系统为我们工作了一整天，也该进入休息状态，这时不要给它们增加太大的负担。此外，除特殊疾病外，喝水会水肿并不表示不喝水就能避免，应该从本书第4招（聪明运动）来寻求解决。

◆运动前喝水促进血液循环

很多人只在运动后才喝水，这是错误的做法；运动前先喝点水，可以帮助血液循环，迅速供给肌肉足够的氧气和能量；运动中休息片刻也要喝水，如果等到口很渴时才想到补充水分，那就表示身体已缺水好一段时间了，就太晚了。

◆焦躁疲惫时喝水帮助头脑清醒

如果遇到一堆烦心事或者情绪不稳定，大脑昏昏沉沉没办法清晰思考时，不妨喝一杯水缓和一下心情，让身体各组织器官得到水分滋润，也能够使脑部重新理出思绪，因为缺水会造成血液黏稠、循环不佳，细胞无法获得足够的氧气和能量，自然脑袋迟钝。另外，若觉得眼睛或皮肤干燥，抑或舌头、嘴唇鲜红感觉燥热，也请记得多喝水。

◆饭前一杯水，减少饥饿感

如果能够在饭前半小时喝一杯温水（约300毫升），则可以缓冲一下饥饿的感觉，等到用餐的时候，自然就不会因强烈的饥饿感而吃下过多食物，这点对想要减肥的人也有帮助。

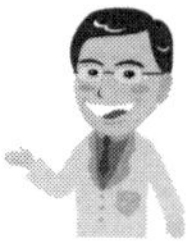

潘怀宗健康讲座

多喝水可以降低患高血糖的风险

研究发现，多喝水除可降低肾结石发生率、预防便秘外，每天喝水 250 毫升，还可以预防膀胱癌，每天喝水 1000～1250 毫升的人比每天只喝 250～500 毫升的人降低 40%罹患直肠癌的风险。法国班克尔博士追踪了 3615 位年龄在 30～65 岁之间的法国民众的健康资料，持续追踪 9 年，研究初期，大家的血糖值都正常，参加者每 3 年需接受一次健康检查，并在问卷中填写每天的饮水量、饮酒量以及含糖饮料的摄取量。研究结束后发现，共有 565 人有高血糖，其中的 202 位罹患糖尿病，进一步分析受试者的饮水量，证实水喝得较多者的血糖值较低。

多喝白开水、少喝含糖饮料、维持充足睡眠、养成运动习惯、适当纾缓压力、戒烟戒酒、保持健康的饮食习惯，例如多吃全谷类、豆类、坚果、新鲜蔬果，定期检查血糖变化，就能降低高血糖的发生风险。

2.7　不抽烟，但可适量喝酒?

抽烟的害处无须再赘述，甚至还有二手烟危害，谨以美国已故影星、因抽烟导致肺癌过世的光头影帝尤尔·伯连纳（Yul Brynner）所说的一段话来警惕读者，他在拍摄戒烟广告时说，“现在，我走了，我告诉你：不要吸烟，你做什么事都好，就是不要抽烟。”（Now that I'm gone，I tell you：Don't smoke，whatever you do，just don't smoke.）

◆没有所谓的安全香烟

40 年前公布抽烟会造成肺癌与慢性支气管炎之后，美国医事总署卡孟纳医师 2004 年 5 月 27 日又提出一份报告，强调抽烟的坏处。他说，抽烟也会造成白内障、白血病、肺炎、子宫颈癌、肾脏癌、胃癌及结肠癌等。

“因抽烟而吸进体内的毒素会随血液到处扩散，我希望这项新信息能够帮助人们戒烟，并说服年轻人从一开始就不要抽烟。”卡孟纳医师语重心长地说，“几十年来我们一直在研究且证明了抽烟的坏处，但这份报告显示其后果比原本认知的更严重。”

报告指出，抽烟还会导致骨骼弱化、糖尿病病情趋于复杂、手术后感染率提高及不孕可能性的增加。另外，还特别提醒瘾君子：“没有所谓的安全香烟，不管它是叫淡烟、极淡烟或其他名称。”

美国每年有4.4万人死于烟害。男性抽烟，平均寿命减少13.2年，女性为14.5年，你还要抽烟吗？

◆女性受害于二手烟尤甚

由国立癌症研究中心主任研究员望月友美子等人率领的日本厚生劳动省研究小组，根据5年前进行的二手烟调查等资料，推算出一项数据，日本每年约有6800人因吸入二手烟造成肺癌或心脏病死亡，其中，女性占总数的68%，约4600人。工作场所二手烟的受害者则约3600人，占总数的53%。

日本全国不吸烟的成人约7600万人，其中男性有2800万人，女性则为4800万人；但是有约30%女性、约6%男性被迫在家里吸二手烟。

研究小组估计，在工作场所被迫吸二手烟的女性约占所有不吸烟女性的20%，男性的比例则约30%。研究员望月友美子指出，今后工作场所绝对有必要采取防止二手烟对策，行政当局和企业老板有责任和义务保护与维持员工的健康。

◆喝酒一定要适量，绝对不能过量，且不能天天喝

“喝酒伤肝，但不喝酒会伤心。”常常有人把这句话当成自己喝酒的原因，但有研究报告证实，适量喝点红酒可提高血液里的好胆固醇和预防血小板黏在动脉壁上，这两种作用都有助于预防冠状动脉硬化和冠心病，但过量绝对是有百害而无一利。

英国酒精健康联盟肝脏医学专家雪伦（Nick Sheron）博士认为，酒精摄取量限制不宜以“天”为计算单位，应以每周为准，因为每天喝酒对肝脏伤害极大。英国酒精研究机构研究主任斯布鲁克（Rachel Seabrook）也同意这个观点并指出，一周内至少要有两天不能喝酒。虽然有些研究显示，喝点小酒可降低心脏疾病风险，不过若每周酒精摄取量超过 30 单位，肝脏就会受损，这相当于每天喝 3 罐以上 350 毫升的啤酒，其酒精浓度 3.5%。

根据台湾财团法人酒与社会责任促进会网站资料，1 单位纯酒精为 8 克标准分量，等于 284 毫升啤酒、起泡酒，酒精浓度 3.5%；或相当于 24 毫升烈酒，酒精浓度 40%；也等于 1 小杯红酒，酒精浓度 9%。

如果每天固定喝 50 克酒精，大约 6 单位酒精，或 1704 毫升的啤酒，未来得中风、高血压、胰脏炎的风险是戒酒者的 2 倍。

◆酒能防癌，也能致癌

研究显示，适度饮用葡萄酒可减缓与老化相关的痴呆症、骨质流失以及身体机能障碍，还能延长寿命，对抗食道癌及淋巴瘤等恶疾。

相对的，美国癌症协会流行病学副总裁盖普特（Susan Gapstur）亦表示，摄取过量酒精会增加某些癌症的罹患率，包含口腔癌、咽喉癌、肝癌、结肠癌、直肠癌和乳腺癌。

◆酒是可以被取代的

人们总是喜欢寻找快速的方法来解决问题，即使对于健康也不例外。专家指出，标榜小酌有益健康的研究，正是迎合了这种心态而提出的。

盖普特强调，“如果你原来滴酒不沾，千万别为了预防冠状动脉心脏病而开始喝红酒，因为仍有其他方法可以达到同样的效果。假如你有喝酒习惯，那就尽量控制饮酒量，浅酌即可”。

表 13　饮酒十诫

1. 宜浅酌慢饮，不可喝急酒
2. 宜佐以下酒菜，不可空腹喝酒
3. 宜让肝脏有休息时间，不可天天喝酒
4. 心情不好，身体疲倦时，应避免喝酒
5. 喝烈酒时，宜先稀释或添加冰块
6. 自己想喝才喝，不宜意气用事，勉强干杯
7. 不宜勉强他人喝酒
8. 午夜后不宜再喝酒，以免宿醉难受
9. 服用西药时，需咨询医生是否能喝酒
10. 如果您感觉意犹未尽，很想再来一杯时，表示您快喝醉了！必须马上停止喝酒

资料来源：台湾烟酒股份有限公司，适度修正：保健室

美国心脏协会发言人米雷斯（Jennifer Mieres）解释道，酒对人体的好处主要来自于红葡萄酒及黑啤酒中的抗氧化剂和消炎物质，但这两种物质其实也可从一些天然的蔬果中广泛摄取。例如，有助于对抗诸多重大疾病的抗氧化剂——白藜芦

醇，就可以从葡萄汁中获取，花生、桑葚、中药材虎杖也是不错的来源；此外，保持健康的生活规律亦可获得同等的健康效果，这也是潘老师常提到的论点，很高兴和米雷斯的发言完全吻合。

父母吸烟会提高小儿患中耳炎风险

中耳炎是3岁以下儿童常见的疾病，约有80%的发生率。儿童的耳咽管比成年人更短更平，细菌很容易从口腔或鼻腔进入，再经由耳咽管侵入到中耳。大人抽烟时，二手烟容易导致儿童的耳咽管发炎，并发生阻塞现象，当水分无法排除时，就会积在耳鼓后方，营造一个适合细菌繁殖的环境，很容易反复发炎，形成慢性中耳炎。

英国诺丁汉大学（University of Nottingham）的琼斯博士（Laura L. Jones）搜集了61个流行病学研究进行综合分析后发现，家里只要有任何一位成员吸烟，儿童罹患中耳炎的风险，会因为接触二手烟而提高37%。二手烟还会诱发儿童哮喘和鼻子过敏、眼睛过敏等症状，甚至还会造成儿童睡眠质量不佳的问题。

有人误以为打开窗户、电扇，或者在阳台、浴室抽烟就不会对儿童造成危害。研究指出，室内吸烟仍会造成有毒致癌物质（甲苯、砷、铅、氰化氢、放射物质钋210）以微粒形式附着在头发、皮肤、衣服、墙面、家具的表面，人体在接触及吸入二手烟后，身体仍会受到危害。

2.8 益生菌可以改善便秘

一天要排几次便才算正常？有人一次，有人好几次，也有的人两三天才一次，更甚者是一星期才解放一次，听起来似乎不可思议，但环顾周围，有这种困扰的人比比皆是，难怪现代人常为便秘所苦但又不敢言。

我建议每天至少排便一次，让身体能规律、顺利排除体内的废物，而且希望能定时，最好在早上起床后，依中医的说法就是在大肠经值班的时候，这也和前面所说的“早起一杯温开水有助排便”有异曲同工之效。

正常人的粪便应为黄褐色、条状、软硬适中、无臭味。这和饮食有很大的关系，例如食用蔬果较多者的粪便可能偏棕绿色，肉食主义者的偏棕黑色；此外，还和服用药物有关。但只要自己无排便不适或身体不适，近期无明显的排便次数、排便颜色及排便形状的改变，均属于正常，不必杞人忧天。

◆适当补充益生菌可改善便秘

排便这项生活好习惯的培养，除第2招所阐述的保证睡眠时间、充足适量的正确喝水外，还有第4招适当运动，因为运动可以纾解身心压力，促进血液循环，使大肠机能活跃，蠕动正常，这样自然能顺利排便。

另外第5招正确的吃里面，也有配合因素，因为丰富的膳食纤维能增加粪便体积，也有益于正常排便。吃蔬菜水果时应细嚼慢咽，要连渣滓一起吞下去，也请尽量以新鲜水果取代果汁，这样才能吃到蔬果中完整的膳食纤维。

最后，也可以适当地补充益生菌。日本代田稔医师发现某些益生菌可在肠内繁殖，停留的时间达数周之久，并可以增加人体肠道中的双叉杆菌与乳酸杆菌，改变肠相及改善便秘，当然有助于排便。

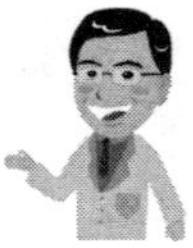

直肠癌的症状与治疗

大肠直肠癌死亡率已经高居 10 大癌症死因第 3 位，与饮食关系很大，高油脂、少蔬菜的饮食很容易诱发直肠癌。症状包括排便急迫，肛门感觉老是有东西，又排不出来，排便时带血或黏液，其他症状还有会阴处疼痛、肛裂疼痛。晚期症状则有疲倦感、厌食或体重减轻，可能与转移部位有关，黄疸和右上腹痛表示肝脏可能已遭侵犯，腹胀表示有腹水或右侧大肠肿块，背痛可能是癌症转移至骨骼或腹部主动脉旁的淋巴管，有咳嗽和胸膜积水情形，则来自肺部转移。

诊断方式有大便潜血反应测试、肛门指诊和乙状直肠镜、灌肠摄影、乙状结肠镜及纤维大肠镜。至于治疗，以手术切除为主，若病理检查发现有淋巴结转移，患者应该接受 6~12 个月的辅助性化学治疗，高危险患者应接受化学及放射线合并治疗。

第 3 招
维持快乐心情的 6 堂课

世界卫生组织（WHO）对健康所下的定义为："生理、心理及社会适应3个方面全部良好的一种状况，而不仅是指没有生病或者体质健壮。"直至1990年又加上一项内容，改为："健康是身体健康、心理健康、社会适应良好和道德健康4方面皆需健全。"

由此可知，健康不单指身体无恙，还包括心理健康，两者息息相关；而让心理健康的方法无他，就是时时保持一颗快乐的心，不要过度压抑、多疑、悲观或暴躁，尤其是忧郁症已经是21世纪最严重的精神疾病之一，更让我们必须时时提醒自己，别在不知不觉中走进这座蜿蜒交错的神秘幽谷。

你不快乐、悲伤、难过、低潮、忧郁、压力大吗？不用担心，只要一帖妙方即可药到病除，那就是"笑"；先找出它的引子"快乐"，如"知足常乐"、"助人为乐"及"自得其乐"，再配合智慧、积极、乐观、正能量几味方子，便能一笑解千愁，心情大好，人自然神清气爽，连病痛都能不治而愈。

3.1 巧克力能给你带来快乐

近年来，看过多则有关快乐指数的调查，不论是上班族，还是女性朋友、老年人，在世界范围内台湾地区民众都偏向不快乐曲线。

为什么不快乐？原因当然很多，经济压力大、工作不顺利、人际关系差、感情生变、健康走下坡路等，就连天气不好都能影响一个人的情绪。问题是，你真的认真想过不快乐的原因吗？还是性格当中就存在着负面因子，不习惯让自己太快乐？

小英最近很不快乐，原因和她的老板有直接关系。小英在早餐连锁店上班，每天都以笑脸招呼客人，她认为这是待客的基本礼貌，但她的老板每天都像深宫大院的总管一样，从不给客人好脸色，而且常在最忙碌的时候纠正她的招呼动作，让小英在工作时几乎快要抓狂。

小英不解的是，早餐店也是服务业，应该要以快乐的笑容迎接客人，但老板为什么要以不快乐的心情对待顾客呢？而且这还会直接影响员工的心情，让员工每天战战兢兢。

小英决定离职，因为她发现这个老板骨子里根本就是一个不快乐的人，他的性格里缺少快乐因子，即使他回到家，对待太太、小孩时，也常是不高兴居多。就在她离职的第二天，老板就告诉她，早餐店不赚钱，要关门了。

小英虽然觉得可惜，但她同时又觉得摆脱了让她不快乐的压力也是一桩好事。

◆德国人性格有忧郁倾向

有人天生就带着不快乐因子，只要他出现，欢乐气氛就会立刻变调。德国人就是公认的不太快乐的民族，初次与德国人相处，就会因为他们酷酷的表情感到些许压力，这是因为德国人非常注重秩序和规则，不会没事冲着你露出可爱的笑容。

德国社会心理学家对于德国人为什么不快乐提出了一套合理解释，因为德国的位置——有人称其为“欧洲的心脏”，这里自古以来就是兵家必争之地，又长期处于备战状态，所以德国人的基因中带有不安全因子，同时又属纬度较高、气候偏冷的地带，阳光普照的时间不是很长，天气经常阴霾晦暗，所以造就了德国人性格中带有忧郁的倾向。

但我宁愿相信绝大多数的人都喜欢快乐，也同意暂时性不快乐的说法，毕竟不可能每天都是星期天，况且每天还会遇到各种各样的问题需要面对及解决，有时还要以严肃的态度慎重处理，但即便如此，我们也不能天天板着脸，唉声叹气，仿佛明天就是世界末日。

知道自己不快乐是一回事，如何面对不快乐又是另外一回事，该怎么办呢？

◆巧克力及旅游都能缓解你的不快乐情绪

德国人还真是有一套，他们利用巧克力改善性格中的不快乐因子，有一项统计指出，法国人每人每年平均吃掉 6.69 千克巧克力，希腊人吃了 2.84 千克，英国人吃了 8.59 千克，而德国人却吃了高达 10.12 千克的巧克力。

很多医生将巧克力作为抗轻微忧郁症的天然药物，因为巧克力中含有丰富的镁元素，每100克黑巧克力中含79毫克的镁（资料来源：台湾地区食品营养成分数据库）；另外，苯乙胺醇（PEA）会刺激大脑快乐中枢，让大脑复制欢愉快感；巧克力还含有色胺酸，是协助人体合成血清素的重要物质之一，血清素具有安神和抗忧郁的作用，有足够的血清素，人才会处于稳定的情绪之中。

但面对因恶劣天气导致的不快乐情绪，又该怎么办呢？

旅游是德国人摆脱忧郁的最好办法，他们真的很爱旅游。三分之二以上的德国人，每年都会享受一次长达 5 天的度假行程；十分之一的人一年会旅行两次；德国人每年一日游的平均次数是 26 次，所以出国旅游时经常遇到德国人，不用太过讶异，因为这就是德国人寻找快乐的方法。

每个人都有不快乐的时候，但要当心情沮丧、低落时，不能任坏心情蔓延，一定要消除不快乐的情绪，坦然面对及寻求对策。

表 14　忧郁症自我检视表

	没有或极少（每周 1 天以下）	有时候（每周 1~2 天）	时常（每周 3~4 天）	常常或总是（每周 5~7 天）
1. 常常想哭	□	□	□	□
2. 常心情不好	□	□	□	□
3. 跟以前比，最近容易发脾气	□	□	□	□

（续表）

	没有或极少（每周1天以下）	有时候（每周1~2天）	时常（每周3~4天）	常常或总是（每周5~7天）
4. 睡不好	□	□	□	□
5. 不想吃东西	□	□	□	□
6. 胸口闷闷的（心脏或胸口像被绑住了一样）	□	□	□	□
7. 没有办法轻松下来、不舒服（不爽快）	□	□	□	□
8. 身体疲劳、虚弱无力	□	□	□	□
9. 什么事都很烦	□	□	□	□
10. 记忆力不好	□	□	□	□
11. 做事无法专心	□	□	□	□
12. 想事情或做事情的速度比平常缓慢	□	□	□	□
13. 比以前没信心	□	□	□	□
14. 常往坏处想	□	□	□	□
15. 想不开，甚至想死	□	□	□	□
16. 对任何事都失去兴趣	□	□	□	□
17. 身体不舒服（如头痛、头晕、心悸、肚子不舒服等）	□	□	□	□
18. 觉得自己很没用	□	□	□	□

评量方式：

勾选“没有或极少”……0 分

勾选“有时候”……1 分

勾选“时常”……2 分

勾选“常常或总是”……3 分

评量结果：

8 分以下：目前的情绪稳定，是个懂得适时调整情绪及纾解压力的人，请继续保持下去。

9～14 分：最近的情绪是否起伏不定？或被某些事情困扰？给自己多点关心，注意情绪的变化，试着了解心情变化的原因，并做出适时的处理，才不会陷入忧郁的深渊。

15～18 分：是不是有许多事压在心上，肩上总觉得沉重不堪？因为压力的负荷量已到了临界点，千万别再“撑”了！赶快找有相同经验的朋友聊聊，给压力寻找个出口，把肩上的重担放下，以免卷入忧郁症的旋涡！

19～28 分：现在必定感到相当不顺心，无法展露笑容，一肚子苦恼及烦闷，连朋友也不知道该如何帮忙，最好赶快寻求专业机构或医疗单位的协助，否则会每况愈下。

29 分及以上：是不是感到相当不舒服，会不由自主地沮丧、难过，并且感到无法挣脱？心病需要心药医，赶紧到医院找专业及可信赖的医生检查，通过他们的诊断与治疗，才会摆脱孤单、无助的感觉。

3.2 年龄愈增，快乐愈减

什么事情最让大家快乐？我相信“中彩票”的比例一定很高。

买张彩票会让人非常快乐，因为心中已经储存了“小投资换大反馈”的无穷希望，就算中奖率只是几百万分之一，都能点燃小小的快乐。

在对统一发票号码的时候，也会有快乐的感觉，特别是看到报纸上的号码和手上那张号码相同时，即便只中了200元，都会让人快乐一整天，如果是中了更高的奖额，快乐可能会持续更久。

◆分享比中奖更快乐

20世纪70年代初期，英国学者研究因中足球彩票而发财者的快乐指数，其中的一篇提到有39%的人说十分快乐，比一般人的19%要高。

英国康美乐公司（Camelot）是“国家彩票”（National Lottery）的发行者，15年来共造就了2300位百万富豪，但大多数人的快乐未必来自中头彩，而是分享。一对赢得将近400万英镑的凯伯夫妇，仍住在出租公寓内，他们最大的快乐来自于与老邻居继续做伴，而不是拥有巨款。对中了240万英镑的达德夫妇来说，最大的快乐是重拾健康，因为两人膝盖都曾有毛病，中奖后的最大开销是花4万英镑做了膝关节手术，然后享受共舞的浪漫时光。

◆年龄愈增，快乐愈减

不同年龄层对于快乐的来源认知不同，小孩子的快乐常来自于玩乐，两三个孩子一起追逐玩游戏，笑声不断，以至于常会玩到不想回家。

学生的快乐通常不会建立在学习方面，一提到写作业，很多学生的脸就会耷拉下来，但懂得“书中自有黄金屋”的学生却能了解读书的快乐，尤其是在融会贯通之后，那种心情真的比大人中彩票还要高兴。学生最喜欢做什么？玩电脑游戏的比例应该很高，那是自我挑战的快乐，非要过关不可，不过家长可就不那么高兴了，从长期来看，电脑游戏很难累积人生经验及知识，如果将大量时间投入到游戏之中，人生的路终究太过狭隘。

对于快乐，很多人都有类似经验，年纪愈增，快乐的感觉就愈薄弱，再加上现实世界的残酷，快乐俨然已成为奢侈品。有一家职场网站于2010年公布了“上班族快乐指数调查”，发现八成以上的上班族一想到要上班就郁闷不已，最不快乐的原因是“钱太少”及“工作压力大、常常加班”。

书田诊所精神科根据临床统计，过去两天，有15%的民众有过不快乐的感觉；过去两周，有35%的民众有不快乐的经历；过去两年，有不快乐回忆的人占50%~70%；过去五年来则占80%。

快乐是拥有阳光般的正面感受，内心充满正能量，但当人际关系不佳、成就感下降、家庭不和等负面情绪不断干扰及占满整个内心时，快乐常会在一瞬间消失，甚至让身心疲惫。

◆快乐要自己发现

我认为，快乐是自己发现的，它不会自动跑到你心里，即使负面情绪占据整个内心，但还是有办法挤出一点空间挪给快乐的。有一位朋友经常要面对棘手难缠的事，让他快乐的方式，就是到巷口处找一位残疾老伯伯买张刮刮乐，刮着刮着，不论是什么都没中，还是刮到一笔小钱，他都是满脸笑容，他的口头禅是“买希望、买快乐，助人又助己”。

快乐不难找，难在你愿不愿意找。

◆每天要三乐

潘老师常说的“三乐”是指知足常乐、助人为乐及自得其乐。人生在世，除了努力争取名利之外，还要有一颗帮助别人的心。举例来说，我曾经在停车场遇到一对带着小婴儿的夫妇，因为少 10 元钱而无法取得停车缴费单据，我立刻掏出 10 元帮助了他们，使他们免走一大段路，省去到停车场外面换钱的辛苦。我并不是要得到他们的感激，而是帮助别人让我感到很快乐！有些人会以为区区 10 元，实在拿不出手，而对方也会因为向人开口要钱而感到害羞，其实，千万要记得“勿因善小而不为”。还有，自得其乐也是很棒的体验，比如在盖公文印章时，我可以盖得歪一点、斜一点，不一定每个章都要方方正正的，时常用乐观的角度看生活，即使是盖印章这么小的事情，也有乐趣藏在其中。

3.3 忧郁症是人类3大疾病之一

忧郁症已被世界卫生组织列为21世纪人类必须要面对的三大疾病之一，也就是说医学界要更努力找到治疗忧郁的方法，才能缓解这类身心疾病带给人们的痛苦。

我个人认为忧愁算是前期症状，更甚于忧郁，因为忧郁既然已经是一种身心病症，就有其医理上的解释，但是忧愁不算是病，最多只是情绪不好、疲惫不堪的状态；但疲倦时间过长，无法有效解决时，就有可能变成忧郁症。

◆忧郁症是身心病症

根据医理，可以从以下身心症状判定：

1. 心情低落或失去原有的兴趣持续两周以上，比如，过去最主要的休闲活动是看电视、唱歌，但最近眉头深锁，即使打开电视、播放KTV，依旧是闷闷不乐。

2. 同时出现好几种生理或心理症状，例如，胃口差、体重下降、没有力气；经常失眠、“性”趣大减；记忆力减退、对事情持负面看法、感觉未来没有希望、生活中苦多于乐；生活失去重心、胆子变小、常常大哭；爱把自己锁在房间里、疑神疑鬼。

3. 常会出现自杀念头及自杀行为，由于脑部血清素降低，思考模式会渐趋晦暗，觉得生命毫无意义，于是着手研究各种自杀的方式，开始写遗书、悼念文章，将心爱的东西送给别人等。

◆情绪排毒更重要

忧郁症有严谨的定义，未必适用于每一个人，但忧愁不是，每个人或多或少都有烦心的事。有一位小学生，常常为了默写、数学考试，压力大得睡不着觉，一个10岁的小孩为了功课发愁，那么30岁的上班族、60岁的退休人员又为了什么发愁呢？绝对不是简单的一件事而已，为名、为利、为生活、为前途、为事业、为照顾病榻上的亲人、为改善家庭经济情况……那又该怎么办？

细数忧愁，真是多如牛毛，即使不压垮人的斗志，也会让人失去耐性，所以我很不赞成将忧愁藏在心中，相反，我们必须时时进行情绪排毒。

重视养生的人都会利用饮食排毒，但我认为情绪排毒更重要。依照古人讲法，情绪是心绪，如果心役于外物，很容易起伏不定，情绪毒素就愈积愈多；可是在这个多元化时代，每个人都有表达意见的权利，情绪的爆发常是一瞬间的事，一句不得体的话、一个藐视的眼神、一场各执己见的冲突，都会让自己陷入恶性循环的泥沼，所以说情绪排毒是现代人必修的功课。

没有人希望带着一大堆让人心神不宁的无明草做事，因为佛家有一句“心田不长无明草，性地常开智慧花”，也就是说，内心一旦长出了无明草，情绪就会大受影响，智慧花当然不能开放。

无明草不可能不长，而且会越长越多，长到心绪容纳不下、无法承担时，忧愁就有可能会变成忧郁。情绪排毒和除草、清扫具有相同作用，因此自觉无明草开始释放不安稳的毒素时，就一定要启动大扫除的机制，千万不能被毒素干扰，因为毒素一旦渗出就会像迷魂药一样，将我们带入魂不守舍的状态，让我们分不清是非对错。

◆倒着看世界，长出智慧草

在网络上看到一则不错的短文：有一个小男孩心情不好时，喜欢靠着墙倒立。他说："正着看这些人、这些事，我会心烦，所以倒着看世界，觉得所有人和事都变得好笑了，我就会好过一点。"这就是我要说的"不要向忧愁靠拢"，人的忧愁常来自于太在乎这些人、这些事，误以为自己有扭转乾坤的能力，于是越来越忧愁，常是到了临界点，才恍然大悟这是何苦呢！

如果能够像这个小男孩一样，换个角度看世界，纵使倒立会有短暂的不舒服，但因心境的转换，反而会让无明草干枯而死，长出令人快乐的智慧草。

世界不是只有一面，它会随着时空转换呈现出多种面貌，所以不要因为短暂的忧愁而影响长期的生活质量，随时随地保有一颗快乐的心，纵使风云变幻，你还是可以找到安身立命之所。

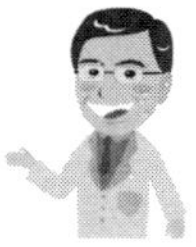

潘怀宗健康讲座

培养快乐的技巧

●坏心情的背后，隐藏着许多垃圾思维和消极情绪，要想办法将它们扫地出门。

●多读、多看、多听励志故事，而且要内化成自我的人生态度，强调正面思考的积极力量。

●注重自己的仪表，整齐的装扮会转移心情，招来好运。

●保持健康的身体。身体有病痛，内分泌会受到影响，很难快乐起来，所以要时时注意身体的健康状况。

3.4 善用“好人卡”

台湾地区某节目中有一个“好人卡”环节，我很感兴趣，当答题者不确定答案时，可以使用“好人卡”协助答题，以保顺利过关。

自小到大，整个社会氛围就是要大家当“好人”，因为“好”可以“好上加好”，这是提升生活质量的关键元素，但这个“好”字，未免太过粗浅、简略，以至于在你行善助人的时候，可能会使你陷入重重危机之中，反而会使你酿成情绪过劳的忧郁。

看过及听过太多的女士们，为了儿子、先生或男朋友，将自己所有积蓄拿出来，甚至以自己的名义向银行借贷，以为自己的这张“好人卡”，可以换来善意对待，岂料，却让她们成为了“好人卡”的累赘，还必须肩负起还债的责任。

或许你认为自己不会傻到拿砖头砸自己的脚，可是仍会为“好人卡”伤神，譬如说，好不容易轮到今天休假，同事却打电话来，用各种理由请你务必到单位支援，你已经疲惫不堪，本想趁休假日休息调整，偏偏无法拒绝，因为一旦拒绝，就会和你奉行的“日行一善”相违背，但问题是你做了好人，就只好任凭健康出状况。

家务活本来说好要和小姑子一起分担，结果小姑子最近工作太忙，来不及倒垃圾、洗碗，请你帮忙；原以为这是小事，当个好人没有问题，没想到这个忙就一直帮了下去，变成当大嫂的你一个人的责任。可以想象，你心里已经很不是滋味了，没有料到，一句“大嫂做家务天经地义”的回答，让你当场气得快要抓狂，这才明白，原来“好人卡”不能随便乱给。

长辈们“说好话，做好事，存好心”的谆谆教诲，会牵引着我们要当一个好人，要随时伸手援助他人，但当好人给自己造成莫大压力，又不知如何排解时，“好人卡”反而会成为挥之不去的梦魇。如果你发现自己拿着一张“好人卡”，同时又陷入痛苦的局面时，就表示你必须坦然拒绝当好人，否则情绪过劳症会让你输掉健康。

要当好人，一定要先学会当自己的好人，为自己而活，而不是用取悦、讨好的心态做“双面人”，一定要量力而为，在身有余力之后，才有资格使用“好人卡”。

◆为什么要做别人的好人

每个时代的人，所经历的社会背景不一样，比如六七十岁的老人家非常重承诺及信任，经常背负着“一言既出，驷马难追”的包袱，因为他们认为这是好人的美德，或许这真的是一种美德，但如果是出于心不甘、情不愿，不想让别人失望，或不想被别人说成不合作时，我的建议是“不要如此对待自己”，为了别人心目中的完美，却让自己活在喘不过气的压力之中，真是不智之举。

相较于背负别人的期望而活的人，我比较欣赏苹果创办人乔布斯的想法：“你的时间有限，所以不要为别人而活；不要被教条绑住，不要自缚在别人的观念里；不要让别人的意见左右自己内心的声音，最重要的是勇敢追随自己的心灵和直觉，只有自己的心灵和直觉才知道自己的真实想法，其他一切都是次要。”

◆摆脱情绪过劳的4大技巧

技巧1：找出导致情绪过劳的不合理认知

情绪过劳常是由不合理认知造成的，或许是自我性格，也或许是环境氛围，当过分追求或认真时，就会出现情绪过劳的症状。一个好人，最常见的不合理认知是“为了公司的业绩成长，我要追求百分百完美”，“有这么多人关心，我不能让大家失望”，“同事都如此挺我，所以每件事情都必须做好，绝对不允许有任何环节松散”，“老板这么重视办公室的工作气氛，我千万不能有不耐烦的样子”，“为了和谐，忍一时海阔天空”，“我一定要达成使命，否则绝不罢休”，表面看起来，以上认知都合情合理，但拿捏不当，就会成为情绪过劳症，当情绪开始出现不稳定时，要立即检视一下自己，是否在过分计较这些看起来对的事情。

技巧2：检视有没有新的不合理认知出现

不合理认知会形成情绪过劳，但自觉不对时，常常会寻找新的合理认知替代，比如，有些人在好意受到质疑时，会用“没有人是十全十美”，“尽心尽力就好，不求回报”的想法替代，看似合理认知，但处理不当时，又可能是另一个让情绪过劳的引爆点。

技巧3：忠于自己的情绪

一般来说，好人好像永远不会生气，也不会有烦恼，但好人真的不会生气、没有烦恼吗？当然不可能，所以为了自己的身心健康，只要不伤害他人情感、在合宜情境下适当表达自己的情绪，才能摆脱情绪过劳的隐患。

技巧4：量力而为

好人可以当，但一定要量力而为，不要什么事情都要求完美，有时缺一个角一样很美，一样值得鼓舞与获得拥抱。

当好人之前，只有先练就一身智慧功夫，才有资格当别人的好人，也才不会失去自我，真正体会到当好人的快乐。

表15　情绪过劳心理检测

序　号	状　况	从　未	偶　尔	经　常	总　是
1	周围朋友很喜欢找我发牢骚或宣泄情绪				
2	我有情绪时，能找到值得信赖及理解的人倾诉				
3	担心我的表现会让别人失望				
4	担心自己情绪不佳时，别人会讨厌我				
5	如果事情不够严谨，我要多花精力盯牢				
6	我相信凭着努力，很多事情都可以迎刃而解				
7	因为家庭、经济、工作氛围关系，我必须压抑我的情绪				
8	事情进展不顺利时，总觉得都是我的责任，要一肩扛起				

计分方式

1. 从未：0分；偶尔：1分；经常：2分；总是：3分。

2. 1~8题分数加起来。

检测分析

0~7分：情绪相当健康，请继续保持！

8~14分：情绪出现轻微过劳，需检视是否有不合理的心理认知或外在的情绪压力。

15~24分：情绪出现中重度过劳，建议请教专业精神科医生、心理医生讨论改善方式。

不当“滥好人”

所谓的“滥好人”，就是当同事或朋友来请他帮忙时，他没有任何主见，也不想得罪人，更不考虑自己是否有时间或能力帮忙，随随便便就说“好”，结果是答应了对方，却什么事情都做不好、做不到，自己累得够呛，还惹了一堆麻烦。“滥好人”其实不是好人，它代表什么都没做好，或是被认定为招之即来、挥之则去的傻瓜。

你当过“滥好人”吗？想想自己是否遇到事情就喜欢插手管，同情心泛滥，大小事总爱一人揽？其实，好人与滥好人只有一字之差、一线之隔，遇到朋友有难，我们都愿意伸出援手尽量帮忙，但绝不能勉强；遇到不合理的要求，或是对方呼来唤去对自己不尊重，要学会找理由委婉拒绝，不增加自己的压力，毕竟，“好人卡”是要拿来善用而非滥用的，懂得说“NO”的技巧，才能坚守自己的原则，不用去讨好别人。

3.5 练习与压力做朋友

很喜欢看一部名为《谎言终结者》(*Lie to Me*) 的电视剧，男主角是一位有“人类测谎机”封号的退役警官，他利用脸部表情和身体语言所透露出的信息，可以了解说话者的潜意识，这部电视剧要传达的信息是表情可以装，但自律神经控制的“微表情”却不会说谎，透过“微表情”可以清楚看到说谎者某些细微处的变化。

脸部表情专家研究指出，人的脸部有 44 条肌肉和 2 根骨头，可以制造出超过 7000 种不同的复杂表情，这些表情就是在表达身心的情绪。

同样，当身体承受压力时，生理与心理都会呈现出各种反应，但很容易被人忽略，甚至连自己也不愿意承认自己是压力受害者；压力有两面性，正面是奋发图强的枢纽，负面则为自暴自弃的引爆点，最好的做法是及早认识身体透露出的微信息，并设法消除负面压力。

脸部紧绷、没有笑容、皱眉、抽搐、噘嘴、不正眼看人、对人和事物不理不睬、眼睛喷怒火，不用说，压力已经上身。

四肢僵硬不灵活、呼吸急促、胃抽筋及抽搐、头痛、头重、肩膀酸痛、背痛、睡不着、休息后仍有疲倦感，看起来是小毛病，但何尝不是压力形成的微信息呢?

心理方面的不痛快，常会反映在行为表现上，例如焦躁、忧郁、大声怒斥、心情纠结不能放松、经常不耐烦且脾气无法控制、自言自语、失眠，可能就是压力在作祟。

表 16　生活压力测试表

1. 即使休假在家，你也会觉得非常疲劳吗？ □总是（100 分）　□常常（75 分）　□有时候（50 分）　□不常（2 分） □几乎从未（0 分）
2. 你在非上班时间觉得体力透支吗？ □总是（100 分）　□常常（75 分）　□有时候（50 分）　□不常（2 分） □几乎从未（0 分）
3. 你在非上班时间觉得心力交瘁吗？ □总是（100 分）　□常常（75 分）　□有时候（50 分）　□不常（2 分） □几乎从未（0 分）
4. 你在非上班时间常觉得“我快要撑不下去了”吗？ □总是（100 分）　□常常（75 分）　□有时候（50 分）　□不常（2 分） □几乎从未（0 分）
5. 你在非上班时间常觉得筋疲力尽吗？ □总是（100 分）　□常常（75 分）　□有时候（50 分）　□不常（2 分） □几乎从未（0 分）
6. 你在非上班时间常觉得身体虚弱，好像快生病了吗？ □总是（100 分）　□常常（75 分）　□有时候（50 分）　□不常（2 分） □几乎从未（0 分）

表 17　工作压力测试表

1. 你在工作时感到心力交瘁吗？ □总是（100 分）　□常常（75 分）　□有时候（50 分）　□不常（2 分） □几乎从未（0 分）
2. 你在工作时觉得快要累垮了吗？ □总是（100 分）　□常常（75 分）　□有时候（50 分）　□不常（2 分） □几乎从未（0 分）
3. 你在工作时觉得有挫折感吗？ □总是（100 分）　□常常（75 分）　□有时候（50 分）　□不常（2 分） □几乎从未（0 分）
4. 工作一整天之后，你觉得筋疲力尽吗？ □总是（100 分）　□常常（75 分）　□有时候（50 分）　□不常（2 分） □几乎从未（0 分）
5. 上班之前只要想到又要工作一整天，你就觉得没力气、不想去上班吗？ □总是（100 分）　□常常（75 分）　□有时候（50 分）　□不常（2 分） □几乎从未（0 分）
6. 你在工作时觉得每一刻都很难熬吗？ □总是（100 分）　□常常（75 分）　□有时候（50 分）　□不常（2 分） □几乎从未（0 分）
7. 你的工作需要加班吗？ □总是（100 分）　□常常（75 分）　□有时候（50 分）　□不常（2 分） □几乎从未（0 分）

◆生活、工作压力检测分数判读

个人相关过劳分数（将分数相加除以题数）

50 分以下：恭喜你！你是轻度压力程度，不会经常感觉到压力的存在，继续加油！

50~70 分：你是中度压力程度，建议找出生活的压力源，进一步调适自己，增加放松和休息的时间。

70 分以上：小心！你是重度压力程度，建议你适度改变生活方式，除了增加运动和休闲时间之外，还需要进一步寻求专业人员的帮助。

◆6 大纾压做法

身体的微信息是骗不了人的，当有以上情况出现时，一定要警觉“压力来了”，而不能掩耳盗铃，任压力无限发展到难以控制。

很多人认为压力来了，就必须与之对抗，将其克服，我并不这么认为；对抗不一定有效，反而应该以四两拨千斤的方式纾压，诱导压力到可以接受的地步，至少先放松心情，让头脑清醒，才会想得出办法。

放松的方法很多，我推荐以下 6 种：

(1) 运动

这是既简单又方便的减压方法，能提高体内的血清素，让心情变好。运动原则很简单，就是一定要有氧、持续与不受伤。一项研究显示，每天只要运动达 15 分钟、每周 6 天共约 90 分钟，就可降低总死亡率 14%、癌症死亡率 10%、心血管疾病死亡率 20%，延长寿命三年。不论多忙，一定要找时间运动，详细方法请见第 4 招聪明运动。

当生理及心理出现压力的微信息时，最好的方法就是运动，快走、打球、游泳、跳舞、骑单车、溜冰都行，目的就是要放松紧张的心情，为压力找到一个出口。

（2）旅游

有压力时，从头到脚都处于紧绷状态，很多人会给自己放一天假，在家睡大觉，但我的方式是出去走走，来趟大自然之旅，用宇宙能量洗涤身心的污浊。不过旅游并非指逛街或购物，而是贴近花草树木、大海或高山，领略万物奥妙之时，压力才会全部被释放。

（3）深呼吸

这是一种深层腹式呼吸法，作用是通过长呼吸，设法让自己平静下来。先将手轻轻放在腹部，再慢慢吸气，当手感觉腹部渐渐隆起时，屏住呼吸约 3 秒，再慢慢吐气，由于深呼吸时专注力会放在呼吸上，所以会帮助身体放松，由此可减少压力带来的负面影响。

（4）松心松身

先松心，才能松身。松心不容易，这是一种心理活动，要不断以暗示法告诉自己一切无碍，退一步海阔天空，心里的大石头才能逐渐放下。身心完全放松时，整个躯体很绵软，十分舒服。

（5）试着说出困难

说出困难有助于减压，作用就像倒垃圾一样，虽然倾听者不一定能够帮你什么忙，但垃圾清完了，也会起到解压的作用。当然还是有很多人不愿意说出困难，尤其是男性朋友，常会觉得没面子，但为了健康着想，还是要尽力而为，不要闷成忧郁症，甚至可以对着录音机说话，自己再听几遍也是一种方法。

（6）管理好时间

很多压力是来自于一种时间不够用的压迫感，因为常常有一堆工作都挤在同一个时段内要完成，想要妥善解决就得管理好时间，按照轻重缓急分配工作顺序，压力就会减小。现代妈妈常是工作家庭两头忙，一方面上班要劳心劳力，另一方面又要煮饭、洗衣、接小孩上下课，常因时间管理不佳形成莫大的压力，但只要好好管控时间与分配责任，压力自会消失。

10 大降压技巧，练习与压力做朋友

1. 注重现在。
2. 不要一心二用。
3. 不能只是抱怨，要身体力行。
4. 不要优柔寡断。
5. 经常用脑。
6. 不要求奇迹出现，不要责备他人。
7. 作息及休闲时间要固定。
8. 参加体能活动及社交活动。
9. 不要躺在床上空想。
10. 懂得求救。

3.6 学会转苦为乐

人的喜、怒、哀、乐常因外物而起，因此要长期保有快乐之心并非易事，既然快乐不常有，那就更需懂得培养，不论有多怒、多哀、多悲，内心深处都要时时灌溉快乐种子。

很多人以为一个快乐的人，一定是最幸福的人，但事与愿违，快乐者的背后常和我们所想的不尽相同。前几年，最热的议题之一是不丹王国，若从世俗眼光来看，这个没有电视、不能抽烟的国家，简直就相当于没有娱乐，又怎么会快乐？但2008年英国莱斯特大学所公布的“全球快乐排行榜”，不丹名列第八位（丹麦、瑞士分居第一位、第二位），而且它提倡以国民幸福总值（GNH：Gross National Happiness）代替国民生产总值（GNP），强调心灵富足比金钱富裕更重要。不丹王国的物质生活很穷，却是世界上心灵最快乐的穷国家。

我没有去过不丹，对于不丹的了解多半来自于报刊或网络信息：“从国王到富人，没有人炫耀财富。这里没有LV，也没有劳斯莱斯；不管你是多有钱的世界性连锁大企业，一旦进入不丹，街头广告招牌都齐头式大小。在这里，没有高物质欲望、没有贪婪，相对的，犯罪率也低。”

上述文字说明了快乐和物质并没有太多关联，内心感受才是快乐根源，如果追求的是感官与物质，忽略了内在感受，那么快乐将无法延续，一定会被忧愁、烦恼、气愤所取代。

◆学会转苦为乐

快乐的心情要时时培养，甚至要从各种坏事开始培养，因为越过层层险阻，还能见到曙光，快乐自会由心生，这是一种特殊的喜悦。

佛家对于“人”有很精辟的解释，人有许多苦，生、老、病、死是大苦，爱、怨、悲、恨是小苦，从出世到离世，苦从来没有离开过，但与其天天苦，不如“离苦得乐”。佛教法师开示中，多半离不开对苦的说明，作用是让大家看清楚苦的真面目，一旦遇上了，就要思考如何转弯，不让痛苦继续缠身。

佛家是带着宗教色彩教化弟子不要被苦缠绕累世，但从心理学却是从人的态度层面出发来揭示。英国心理学家韦斯曼博士曾经花很长一段时间，研究所谓的幸运与不幸的人，测试者有上千名，韦斯曼博士最初以为会得到“是上天带来好运”的结论，但最后他惊讶地发现，运气不是上天给的，而是由一个人的心境、思考和行为模式来决定的，也就是说，态度或想法会决定一个人是幸运还是不幸。

碰到倒霉事的人，最常出现的反应就是：“唉！为什么是我，不是别人？”接着整个人就钻进痛苦的牛角尖，愈陷愈深。为何不试着转换情绪，“哇！这堆垃圾中可能有被人遗忘的宝贝，我要好好动动脑、挖挖看”。

等到经验多了，脑筋灵活了之后，再遇到类似事情时，就会懂得举一反三，而且学会如何化苦为甘。

◆扭转最重要

不少人有被公司辞退或降薪、改调他职的经历，相信第一次收到公司辞退通知时，内心的惊吓就像遭遇了一场波涛汹涌的海啸一样，久久不能平息，有些人甚至时隔多年后，还是无法接受“为什么是我”的不平。

没有人一路顺风、无碍直行，人的一生中总会遇到挫折，只是乐观的人会迅速将难题转换，跑跑步、看个电影、来趟单车之旅，身心放松后再以积极的态度面对，不会气馁地躲在墙角哭泣。

韦斯曼还发现，懂得扭转歹运的人会看得比较长远，不会囿于一时失志，而且想象力容易瞬间冲天，坏事在他们这里产生的作用是让他们打开另一面心墙，然后发挥更大的潜在价值。

第4招
聪明运动的8大原则

4.1　最需要运动的5大族群

4.2　利用“运动自觉量表”调整运动强度

4.3　运动的黄金时间

4.4　如何选择适合你的运动

4.5　今天你运动了吗?

4.6　每天运动15分钟可延长寿命3年

4.7　爬楼梯比乘电梯还节省时间?

4.8　正确健走方式

最近有台湾学者在国际知名期刊发表研究指出，每天只要运动15分钟就可延长寿命3年，相比较于我在《57健康同学会》苦口婆心劝大家多运动，这绝对是一则强而有力的证据！

想要维持身体机能良好的状态，运动是不可缺少的，要“活”就一定要“动”，这是全世界都知道的事，但是为什么运动可以维持身体健康，让人保持年轻有活力，并且减少疾病上身呢？

我在这个章节中会提出数项科学研究数据佐证，最重要的是同时教大家怎么动、什么时候动、如何才能拥有持续运动的动力，以及适当运动要注意哪些事项。

美国哈佛大学曾经针对1926~1976年进入该校的16931名学生进行调查，发现每周步行14.5千米以上的人，比每周步行不到5千米的人，死亡率低21%；每周运动量相当于骑自行车6~8小时的人，比起不运动的人，死亡率降低56%。研究人员甚至得出“运动1小时，延寿1小时”的结论。

每天喊着工作繁忙、没有时间，却又腰酸背痛的“办公室族”们，赶快打起精神，先从每天运动15分钟开始吧！

4.1　最需要运动的5大族群

懒惰虫会变成运动场上的慢跑者，多半是因为身体健康亮起了红灯，只有红灯亮时才愿意关掉电脑、从沙发上站起来动一动。为什么总要等到毛病出来了才开始勉为其难地动一动呢？大家不妨参考以下的科学数据。

◆运动有好处的科学数据

●燃烧热量，甩掉多余脂肪：要减重1公斤，需要燃烧7700千卡热量，是不是很惊人的数字？每天走路30分钟，可燃烧约200千卡热量，持续半年可燃烧3.66万千卡热量（约减重4.5公斤），再坚持一年可以减肥9公斤，何乐而不为？

●结实肌肉，增强肌力：运动会使松垮的肌肉变得结实、有形，使整个人看起来体力足、精神好。

●增强心肺功能：每天运动30分钟可促进血液循环，增强心脏、肺脏的功能，这样才能避免人老了之后动不动就喘。

●提高基础代谢率：成年人一天所摄取的热量中，70%用来维持基础生命现象，如呼吸、心跳、氧气运送、腺体分泌、体温维持等，我们称之为基础代谢率。提高基础代谢率可以不断消耗热量、避免热量囤积体内成为多余的脂肪。运动时，呼吸会变快，体温会上升，消化会迅速，当然是提高基础代谢率最好的方法之一。

●**心情畅快**：临床证实，运动会促进脑部释放多巴胺，这是一种让人心情愉快的神经传导物质，能减少忧郁情绪。在2009年，曾有一项针对台北、高熊市民的身心调查，发现每次只要做30分钟的“中度有氧运动”，就可以帮助减缓忧郁症状；而高雄市50.3%的民众有运动习惯，台北市则为44.1%，结果显示高雄市居民比较快乐，可能和经常运动有关，当然，南部的晴天也比较多。

谁是最需要运动的5大族群？

1. 有家族遗传性病史者：这类族群最常见是高血压、糖尿病、心血管疾病家族病史者，为降低发病率，必须要持续运动，以顺畅血液循环、旺盛新陈代谢。

2. 健康状况走下坡路者：无论是自己觉察还是通过体检，发现身体状况已经大不如前，要强迫自己养成运动习惯，姑且不论是否能改善健康程度，至少可以延缓身体走下坡的速度。

3. 压力一族：学业、经济、工作、人际关系压力大的人，常会有思虑过度、辗转难眠、心绪不稳定的情况，借由运动可以让大脑获得放松及暂时休息的机会，同时会使血液回到消化道，恢复正常的消化吸收能力。

4. 体重过重者：肥胖和吃太多脱不了干系，吃进去的东西无法有效利用及代谢，就会转成脂肪悄悄囤积起来，外在的结果就是变胖了；但运动可以燃烧脂肪，增加肌肉，是塑形瘦身的利器。

5. 希望有好气色、神采奕奕者：好气色和运动绝对是正相关，运动可以促进血液循环、活络末梢血管，想要脸色红润、精力充沛的爱美一族，保持规律运动就对了！

改善代谢症候群的运动方式

代谢症候群是因为肥胖及胰岛素阻抗，产生血糖及血压偏高、血脂异常等危险因子群聚的一种现象，也是一种病前症状。

美国杜克大学（Duke University）的贝特曼医生（Bateman Lori）在《美国心脏病学期刊》(*American Journal of Cardiology*)的研究显示，改善代谢症候群最有效的运动方法，是有氧运动与重量训练合并进行，而单独做有氧运动的效果也不错，有氧运动可以帮助减肥，还能增加细胞对胰岛素的利用，由此减少胰岛素阻抗的问题，因此有代谢症候群的人，每周都要持续做有氧运动，有多余时间时再搭配少量重量训练，增加运动量。

台湾地区健康局建议，有代谢症候群的人每天要做 30 分钟的体能活动，运动量越多越好。

4.2 利用“运动自觉量表”调整运动强度

有运动习惯的人，肢体协调性好、呼吸节奏和谐，但对一个没有运动习惯的懒惰虫来说，筋骨通常很僵硬，呼吸不顺畅，如果突然要开始运动的话很容易受伤，所以我特别提出，要先考量身体的承受度再做适当的运动，否则未蒙其利，先受其害。何谓适当？就是一定要有氧、可以长期持续进行及以不受伤为原则。

◆第1步：一定要有氧运动

●**有氧运动**：是指在比较长的时间内（12~15分钟），持续且不是过激烈的耐力运动，有充足的氧气给肌肉提供运动所需的热能。由于肌肉是在有氧状态下，体内不易累积乳酸，因此对新陈代谢有很好的作用，能提高心肺功能（因为呼吸与心跳次数增加），进而让全身各组织、器官获得充足氧气和营养供应，维持最佳状态，也因此，有氧运动对于成年人而言，是比较适当的运动。

刚开始运动时，能量通常来自于燃烧肝糖和葡萄糖［一个葡萄糖在有氧运动中可以产生36~38个ATP（三磷酸腺苷）］，大约20分钟后才开始燃烧脂肪，因此想要瘦身减肥的人，每次运动最好连续半小时以上。

此类型的运动包括慢跑、骑车、划船、滑雪、溜冰、跳绳、游泳、健走、艺术体操、爬山等。

●**无氧运动**：活动的时间较短，非常激烈且迅速，肌肉在瞬间得不到氧气，需进行无氧燃烧以提供能量，容易造成乳酸堆积（一个葡萄糖在无氧运动中只能产生两个 ATP，并形成乳酸），如举重、跳高、短跑等。

我小时候常想，无氧，人不就死了吗？怎么还能运动？长大了，书读多了，才恍然大悟，无氧、有氧是指肌肉状态，而非人的大脑。

●**走楼梯**：速度快且持续时间短的走楼梯，是无氧运动；相反，则是有氧运动。

●**高尔夫球**：挥杆为无氧运动，从这一个洞到下一个洞之间的健走为有氧运动。

●**体操**：单双杠为无氧运动，艺术体操为有氧运动。

●**举重**：是一种无氧运动，举哑铃加上跳艺术舞，由于时间长是有氧运动。

●**跑步**：短跑属于无氧运动；长跑、慢跑是有氧运动。

表 18　有氧运动特色比较

项　目	强化心肺功能	体重控制	肌力及肌耐力	便利性
快走	好	很好	效果不明显	高
慢跑、快跑	很好	很好	上半身效果不明显	高
游泳	很好	好	好	较不方便
骑脚踏车	很好	很好	上半身效果不明显	视环境而定
上下楼梯	好	好	上半身较无效果	高

（续表）

项　目	强化心肺功能	体重控制	肌力及肌耐力	便利性
登山	好	好	好	视环境而定
跳绳	好	好	好	高
有氧舞蹈	很好	很好	好	高

资料来源：参考《教师体适能指导手册》（台湾师范大学学校教育与发展中心主编）编辑整理

表 19　有氧运动与无氧运动的比较

	有氧运动	无氧运动
运动强度	适度，约达个人 50%～90% 最大心跳率	很高，约达个人 90% 最大心跳率以上
氧气供应	足够	不足
能量产生	较多	较少
能量来源	主要是葡萄糖和脂肪	葡萄糖和身体贮存的能量
运动感受	有负荷，稍微喘但尚可说话	呼吸急促，肌肉酸痛，感觉难受
乳酸产生	乳酸浓度不增加或增加不多	产生大量乳酸
训练效果	增进心肺功能，减少脂肪，控制体重	增强速度、爆发力、反应时间
持续时间	较长	短暂

资料来源：参考《教师体适能指导手册》（台湾师范大学学校教育与发展中心主编）编辑整理

◆第 2 步：可以长期持续进行的运动

开始运动之前，先要了解自己的身体状况，不能盲目追随潮流，也不能别人说某种运动最能瘦身减肥就立刻投入。每一个人的体能不尽相同，有人走了一小时路，脸不红、气不喘，但有人才走了 10 分钟，就因退化性关节炎而无法行走，所以一定要在衡量身体的承受力之后，再决定如何运动。而且，要配合自己的步调，养成属于个人的运动习惯，尤其是选择有兴趣的运动最重要，因为这样才能持之以恒，这也是前述不要跟随潮流、随便听人建议的道理所在。

持续运动听起来好像很容易，但做到却不简单。因为不想运动的理由有很多，比如天气太冷、工作太忙、心情不好、吃太饱、另有邀约等，但最大的借口就是不想动，要克服这个“不想”，就一定要有兴趣，自己喜欢才行。

◆第 3 步：以不受伤为原则

运动要量力而为，适当运动才能持久并且达到锻炼的效果，为避免运动伤害，必须遵守以下准则。

循序渐进：首先在身体能够承受及适应的范围内活动，再逐次增加强度及时间。以慢跑为例，先做 3~5 分钟暖身操，再开始跑步；最初先以 10 分钟（可自行设定）或操场一圈（可自行设定）为目标，等到身体习惯、耐受度没有问题之后，再逐渐加到 20~30 分钟或跑 2~3 圈。

宜缓不宜急：每分钟的心跳数最好在最大心跳率的 65%~

75%之间。一般来说，高强度的心跳率为85%，心跳次数每分钟约150下，适合运动员及健康的年轻人，一般人不可以此为标准，切记。中强度的心跳率为75%，心跳约130下，适用于健康状况良好且常运动的中老年人；低强度约为65%，心跳次数每分钟约115下，适用于一般不常运动或有慢性病者。当然，这只是原则，仍须依个人的情况调整。

当然，也可以依照由瑞典生理学家冈纳·伯格（Gunnar Borg）所发展出来的“运动自觉量表”调整运动强度。这是在运动时检查心跳数是否吃力的一种简易代换公式，分数6~20，6代表休息状态，20是非常累，该数字相对应的心跳数是每分钟60~200下。

表20　运动自觉量表

项　目	有氧运动
6	休息状态
7~8	非常非常轻松
9~10	非常轻松
11~12	轻松
13~14	有些吃力
14~15	吃力
16~17	非常吃力
18~19	非常非常吃力
20	非常累

心跳数换算方式

运动强度有一个基本公式，只要轻松计算一下，就可以了解什么样的运动适合自己。

步骤1：先测量你的休息心跳数（RHR，resting heart rate）。

方法：将两只手指放在手腕的桡动脉（radial artery）或颈动脉（carotid artery）处。

时间：1分钟。可以直接测量1分钟的心跳数，或是用15秒的心跳数×4。

步骤2：计算你的最大心跳数（MHR，maximum heart rate）。

方法：利用公式计算，每分钟的最大心跳数＝220－年龄。

步骤3：计算储备心跳数（HRR，heart recovery rate）。

方法：利用公式计算，储备心跳数（HRR）＝最大心跳数（MHR）－休息心跳数（RHR）。

步骤4：再根据需要的强度百分比计算，如40%、50%、60%、85%（TI，training intensities）。

方法：利用公式计算，相应运动强度下每分钟的心跳次数＝储备心跳数（HRR）×需要计算的数率（像0.40、0.50、0.60、0.85）＋休息心跳数（RHR），从而得出不同强度的训练范围。

范例：王小明50岁，休息心跳数是56次/分，再根据40%、50%、60%、85%来计算需要训练的运动强度。

最大心跳数：220－50＝170次/分

休息心跳数：56次/分

储备心跳数：170－56＝114次/分

40%的运动强度：（114×0.40）+56＝102心跳次数/分

50%的运动强度：（114×0.50）+56＝113心跳次数/分

60%的运动强度：（114×0.60）+56＝124心跳次数/分

85%的运动强度：（120×0.85）+56＝153心跳次数/分

低强度的训练范围：102～113心跳次数/分

中强度的训练范围：114～124心跳次数/分

高强度的训练范围：125～153心跳次数/分

4.3 运动的黄金时间

并不是每一个时间段都适合运动，且运动的时间长短必须要掌控，过与不及对身体都没有好处。

最佳的运动时间：根据科学家研究，最适合运动的黄金时间是下午3~7点，这时候的生理受下视丘的指挥，处于稳定状态，心跳和血压的调节最为平衡，身体嗅觉、触觉、视觉最敏感，肌肉富有弹性，反应最快，此时运动最不易受伤，只要注意运动强度，身心皆会安逸舒畅。

除此之外，起床到吃早餐以前、早餐后两小时到吃午餐以前、午餐后两小时到晚餐以前、晚餐后两小时到睡觉以前，也都可以进行温和的运动，剧烈运动则不适宜。

但话说回来，现代人这么忙碌，要刻意配合运动的黄金时间可是难上加难，所以我主张，不用局限在某特定时段，想要动、可以动时就去动，哪怕是走一小段路、爬一层楼梯也好，时间、地点、天气都不是借口，最大的障碍是在自己心里。

避免运动的时间：饭后1~2小时之内应避免运动，因为吃饱饭后，消化器官需要血液帮助消化吸收，但身体在运动时也需要大量血液供氧，所以，若此时运动，人体内就会上演一场血液争夺战，肠道蠕动功能势必会出现紊乱现象，不可不慎。

每次及每周运动时间：刚开始运动时，不宜躁进，要依照个人体能进行；运动时间先以20~30分钟为限，进行之前一定要做5~10分钟的热身操，每周进行3~5次，约1个月之后，就会发现体能有进步，之后再增加运动时间到1小时。

不要逞强运动

身体疲惫时千万不要勉强运动，要注意身体传递出来的任何一点信息，若有胸痛、胸闷、呼吸困难、晕眩、头昏、冷汗直流等情形发生，必须立即休息或就医检查，不宜逞强继续。

4.4 如何选择适合你的运动

每个人都需要运动，但依照年龄、体能、健康程度不同，需要区别对待，年轻时喜欢或常做的运动，不一定适合中年的自己，得要有所取舍且随年龄改变。

运动的种类很多，加强心肺循环的运动有慢跑、快走、游泳、骑单车、有氧舞蹈、跳绳、打球、上下楼梯；增加柔软度的伸展运动有瑜伽、普拉提；强化吐纳、导引的有太极拳、气功；训练肌肉力量、耐力的阻抗训练有举重、杠铃、弹力带、俯卧撑等。每一种运动都有其特性，可以根据现阶段的需求进行。

女性朋友爱运动和她们重视身材有关，年过 30 岁的女人，基础代谢及肌肉组织都在递减，身体在不知不觉中储存了许多脂肪，除非刻意进行增加肌肉运动，不然到了 60 岁以后，肌肉组织将会萎缩 30%以上，并充满脂肪，整个人看起来软弱无力，毫无朝气可言。

许多研究报告都指出，每天 30 分钟的有氧运动，有助于燃烧脂肪，不过对于超过 35 岁的女性朋友来说，因新陈代谢明显下滑，仅靠有氧运动还不够，仍需无氧运动增强肌肉组织，像举哑铃、摇呼啦圈等。

不是去健身房才叫运动，要随时随地把握每一个能够运动的机会，即使是坐在办公桌前，也要懂得一段时间后站起身来活动筋骨，若有机会上楼（下楼必坐电梯，保护膝盖），不妨改走楼梯，少乘电梯。上下班时，可以将车停得远一点，或是在前一个车站下车，多走一点路到办公室，只要改变一下日常习惯，就能够达到运动的目的。

有一些朋友将计步器系在腰带上，激励自己每天至少走一万步，没有达到的话，还会抽空补回来。

我认为身体是有智慧的，它会倾听内在的声音及律动的起伏，指引我们调整每一次的运动时间与强度。运动时，一定要善待自己，如果年事稍长，不要独自一人运动，最好结伴而行，且选在交通便利处，以利救援人员快速到达。

定期开展适当运动，健康就会长长久久，但对心脏病、高血压、糖尿病、气喘、骨质疏松症患者来说，不适当的运动却会带来危险，所以必须谨慎小心。

(1) 高血压患者

可开展的运动：适合改善心肺功能的有氧运动，如散步、慢走、骑固定自行车、打太极拳、打台球、打羽毛球。

次数及分钟：每周至少3次，采用循序渐进方式，每次不超过30分钟为佳。

注意事项：

①冬天清晨温度较低，需避免太早出门运动，而且要注意保暖。

②发生胸痛、流冷汗、晕眩等状况时，应立即停止运动，尽速求医诊治。

(2) 心脏病患者

可开展的运动：适合改善心肺功能的有氧运动，如散步、慢走最佳，骑固定自行车、打太极拳、打台球都可以，但比起高血压患者，更要注意负荷量。

次数及分钟：每周至少 3 次，采用循序渐进方式，以运动、休息、再运动方式进行，累计达 30 分钟为佳。

注意事项：

①避免冬天外出运动，就算在家进行柔软操，也要注意保暖。

②发生胸痛、流冷汗、晕眩等状况时，应立即停止运动，尽速求医诊治。

③若有心脏手术病史者，需经心脏科医生评估，再开始运动。

（3）气喘患者

可开展的运动：原则上以能间歇性休息及每分钟换气量较低的运动为主，如游泳、慢跑、快步走、骑自行车、打太极拳、打羽毛球、打高尔夫球、练伸展操、瑜伽等。

次数及分钟：每周至少 3 次，运动强度 50%~85%，每周做一次体能和心肺功能检测，来重新调整运动强度，每次运动时间 20~40 分钟。

注意事项：

①急性发作时或气喘控制不佳的情形下，不要贸然从事运动，最好休息。

②要避免在低温、干燥及高湿的环境下运动，冬天需戴口罩覆盖口鼻，避免吸入较冷的空气。尽量清除环境中容易诱发气喘的物质，如宠物、皮毛或羽毛等，以降低气喘发作的

概率。

③运动前务必先暖身15分钟，而且在暖身前使用医生开的预防药做预防，可以维持2~4小时。

④每运动10分钟，要休息2~3分钟，再继续运动，这样可以增加耐受力。

⑤需准备救急的药物以防万一，最常见的是短效型支气管扩张剂，如有不适，应立即停止运动。

（4）糖尿病患者

可开展的运动：血糖高于标准值时，不建议剧烈运动，轻度散步即可。待血糖经药物治疗下降后，再以流汗但运动后轻松且不致疲累为原则进行运动。快走、慢跑、骑自行车、打太极拳、打台球或游泳等均为不错的选择。

次数及分钟：每周至少3次，每次30~40分钟。

注意事项：

①不要在空腹或服药后运动，避免因低血糖造成休克，饭后1~2小时运动最佳。

②糖尿病人皮肤的抵抗力差，很容易受到外在因素感染而发炎，又因脚部血液循环差，如有伤口，很容易溃烂难以愈合，所以运动时，应穿袜子和运动鞋，不要穿拖鞋，避免脚部受伤。

③不要在高温或极低温下运动，运动时需随身携带识别卡，以备意外发生时供急救参考。

（5）骨质疏松症患者

可开展的运动：负重运动（weight-bearing exercise）对于

骨质生成有帮助，所以常做站着的运动会提高骨质，降低流失，如散步、爬山、打太极拳、跳舞、练瑜伽、做伸展运动等，游泳并无负重效果，还不如散步效果好。

次数及分钟：每天运动效果最好，每次 20~30 分钟。

注意事项：

①运动时宜缓，避免跌倒造成骨折。

②雨天、冷天不要外出运动，避免滑跤或受到风寒，而且要注意保暖。

③骨质发炎疼痛时，休息为宜，不要硬撑。

表 21　世界卫生组织针对骨质密度水平与骨质疏松症分级方式

分　级	说　明
正常	骨质密度与健康年轻人的平均骨质密度相比较，差值小于 1 个标准差（>-1）。
骨量减少	骨质密度低于健康年轻人的平均骨质密度，差值在 1~2.5 个标准差之间（-1~-2.5）。
骨质疏松症	骨质密度低于健康年轻人的平均骨质密度，差值达到或超过 2.5 个标准差（<-2.5）。
严重的骨质疏松症	骨质密度低于健康年轻人的平均骨质密度，差值超过 2.5 个标准差，并且曾经发生过一次或多次与骨质疏松相关的骨折。

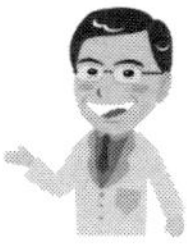

潘怀宗健康讲座

你是代谢症候群的高危险群吗?

根据台湾地区卫生部门定义，20 岁以上的成人有符合以下 3 个或以上危险因子，就称为代谢症候群；只要有一个危险因子符合，就是代谢症候群的高危险群。

表 22　代谢症候群判定标准

	危险因子	检查值
一粗	腹部肥胖	腰围 男性≥90 厘米 女性≥80 厘米
二高	血压偏高	收缩压≥130 毫米汞柱 舒张压≥85 毫米汞柱
	空腹血糖值偏高	≥5. 6mmol/L
血脂异常	甘油三酯（TG）偏高	≥1. 69mmol/L
	高密度脂蛋白胆固醇（HDL）偏低	男性<1. 03mmol/L 女性<1. 03mmol/L

4.5 今天你运动了吗?

大前研一是日本著名的管理学家及经济学家，他曾经在书中提到："没有人喜欢每天旅行、钓鱼、打高尔夫球，因为天天做同样的事，其实是很痛苦的。从事这些活动之所以快乐，主要是因为它们并非日常之事。"

他会有这种想法，和他在美国佛罗里达常看到退休老人打高尔夫球及钓鱼有关。这些老人几乎都是为了防止老年痴呆才打高尔夫球，并不是为了退休前所期待的那份"乐趣"。钓鱼更惨，因为老人们已经没有吃掉那条鱼的食欲了，送人太频繁也会不好意思，所以钓鱼的快乐是装出来的。

或许他说得很贴切，但我要提出另一种主张，如果运动是日常之事，那地位应该和吃饭、睡觉、呼吸一样，既是每天应做的事，就该列为必修学分，所以我认为"今天运动了吗?"和"吃饱了吗?"是同等重要的问候语，甚至有"不要忘了运动"的提醒意味。若将"今天运动了吗?"谨记在心，你要做的只是随着年龄、体能及性别的不同开展最适合自己的运动。

根据各方面的研究报告，能适合各年龄层的运动就是走路，这是人类最放松、最自然的一种运动，除非生病卧床，几乎人人都会，走路也是潘老师最喜爱的运动。虽然走路是天生本能，但就发挥健身效果来说，还得需要正确的知识引导，毕竟，运动需要强度才能达到目的，随意走走可以放松心情，但还不能算是强化体能。

要将走路当作运动，首先得先去买一双舒适、耐走的球鞋，第二步，掌握走路的要点（正确方式见后文）。

有了一双合脚的运动鞋，抓住走路要领，就可以开始走路运动了，记住，当有流汗、吐气感受，以及身体有节奏感时，代表走路已经对身体造成足够刺激了。

爱运动的女人骨密度高

根据研究，喜欢运动的女人，骨质流失度会比不爱运动的女人更低。35 岁，是女人骨骼的发育高峰期，自此之后，每年就以 1%的速度流失，到了 40 岁以后，流失速度增加为 2%，更年期后的 5 年，每年骨质流失速度会增加到 3%~10%，如果年轻时没有存够骨本，老了之后一不小心跌了一跤，就很容易造成骨折，所以要及早进行规律运动，才能延缓骨质流失。

一份 2004 年的研究显示，要有强壮的骨头，多运动比钙质摄取更有效；这份报告指出，以运动来预防骨质疏松症，比用喝牛奶的方式有效多了！

宾夕法尼亚大学药学院的流行病学首席研究员洛依德（Lloyd）博士表示，这项发现跟最近提供给女性朋友们的信息大不相同，他的论文后来发表在小儿科期刊上。

洛依德博士在报告中指出，虽然钙质的摄取常被引述为影响骨头健康最重要的因素，但是他们研究发现，运动才是决定年轻女性骨头强度的主要方式。

研究人员以双能量X光吸收作用（DEXA）的高科技骨密度筛选法测量骨密度，这是测量骨头强度的工具，这个方法同时也可以帮助研究人员了解钙质、运动等不同因子对于建造骨质及预防骨质疏松症的重要性。

洛依德博士的研究显示，13～15岁时所制造的骨质，在人生最后的40年，会因老化及骨质疏松症而流失，因此，少女在青春期以最有效的方式来制造骨头，将是预防骨质疏松症最重要的方法。

洛依德博士针对80位12岁的少女进行研究，在10年间，他及同事们每年以DEXA扫描臀骨的方式，追踪这些少女的骨头强度，同时搜集有关钙质摄取量、是否有使用避孕措施、少女们做的运动，包括游戏、跳绳、跳舞、有氧课程、跑步、走路或其他等信息。结果发现，摄取钙质或服用避孕丸对骨头强度没有明显影响，但游戏及运动的确会造成很大的差异，这将增加年轻女性3%～5%的臀骨矿物质密度。

潘怀宗健康讲座

分次运动也有效果

建议没有运动习惯的人在开始运动时，先从中度有氧运动开始，循序渐进地在体能允许的情况下，再进行激烈的有氧运动，如果过于躁进，体能不足可能会发生晕眩或昏倒现象，也容易造成运动伤害，得不偿失。另外，若无法一次进行 30 分钟以上的运动，也可分成每次至少 10 分钟的运动来累计运动量。如此一来，运动时间可以分配在每天各个时段，如上班前、午休及下班后，这样，就可以在 5 天的工作日中累积到 150 分钟的最低建议运动量了。

4.6 每天运动15分钟可延长寿命3年

大家都知道适当运动会促进健康，但能否有助延长寿命还是未知数，根据德国萨尔伦大学（University of Saarland）劳夫斯教授的研究，一部分运动健将或持续运动的人有机会活到100岁或110岁，而不运动的人，很可能在五六十岁就因中风或心肌梗死死亡。

这份研究报告于2010年1月发表在知名的《循环》（*Circulation*）期刊上，当初他是为了证明运动可以使人健康、长寿，才开始研究运动是否和基因有关联性的，但后来他发现，DNA中有一段寿命基因是联结运动、寿命和健康三者之间的重要物质。

就在这篇文章刊载之前，2009年10月，瑞典皇家科学院所公布的诺贝尔医学奖得主布莱克伯恩（Elizabeth Blackburn）、索斯塔克（Jack Szostak）也恰好是因为发现寿命基因的运作而得奖，而另一位得奖者葛瑞德（Carol Greider）则是发现了保护染色体的端粒酶（telomerase）。

寿命基因是一般人的说法，正确的名称是“端粒（Telomer）”，位于染色体末端的DNA，作用是避免染色体散开而瓦解，就像鞋带末端的塑胶环一样，可以防止鞋带散开。但细胞每经一次分裂，端粒就会变短，当短到不能再短时，DNA就会瓦解，细胞就会死亡。

有没有办法不让端粒变短？葛瑞德就发现了能让变短的端

粒长回来的端粒酶，另外还发现端粒旁边有 TRF1 及 TRF2 两个重要的稳定蛋白，不仅可以延长端粒长度，还能使端粒酶的活性增加。

端粒酶的发现，对于延长人类寿命具有正面意义，一般人可能不太了解这个学术名词，但说它正是秦始皇一直在寻找的长生不老药，大家就明白了。

正常细胞中的端粒酶几乎处于关闭状态，毫无作用，但是高达 85%的癌细胞端粒酶却相当活跃，如果我们能够维持或增加端粒的长度，人类寿命就会增加，如果能让癌细胞的端粒酶活性降低，癌细胞就会死亡。

为了了解运动是否能够延长端粒长度，劳夫斯教授以动物进行实验，首先他将老鼠分别放在两个笼子中，一个笼子中设有滚轮，可以让它运动，另一个笼子没有，那只老鼠就整天病恹恹的，养了 3 个星期后，测量它们的血管内皮细胞，该细胞与高血压、心脏病、中风有很大的关联，比较两组老鼠内皮细胞端粒的长度后发现，有运动的老鼠端粒长度明显比没有运动的老鼠的端粒长度更长。

但劳夫斯教授认为仅用老鼠实验不足以证明此项假设，因此着手进行人类实验，但不可能让一组人每天运动超过 20 年，另一组人不运动超过 20 年，于是他找了两组人群进行比较，一组是 20 岁的国家代表队员，一组是现年 50 岁的已退休人员，但经常运动的教练代表队。经测量血液中白细胞 DNA 的端粒长度，结果发现 20 岁这组的端粒和一般年轻人没有多大差异，但端粒酶的活性很强，比一般正常年轻人强 2.5～2.6

倍，由于酵素活性高，预计几年后的端粒长度依然可以维持。

50岁这组的差别就非常大，端粒酶不止比不常运动者活性更强，而且端粒长度要多出1.82倍，因此他们可能会活到100岁或110岁，但不运动者，有可能在五六十岁左右就会因中风或心肌梗死死亡。另外，20岁这组与50岁这组相比时，50岁的端粒长度已经变成原来的一半，代表寿命也过了二分之一，该项研究指出了运动延长寿命的作用点是在端粒上。

秦始皇为了长生不老，千方百计寻求仙丹妙药，但是劳夫斯教授的研究，让我们知道长寿不需要妙药，只要每天适度的运动即可。

运动可以让人延长寿命

台湾地区卫生研究院温启邦教授和台湾体育大学卫沛文副教授，联合发表在知名期刊《刺胳针》(*Lancet*) 上的研究指出，每天只要运动15分钟，就可以降低14%的死亡率，平均寿命延长3年。

温教授从一家大型体检机构的健康管理数据库中，分析了1966~2008年间41.6175万人（男性19.9265万名、女性21.6910万名）的体检报告，每个案例平均追踪8年，并根据会员填写的健康问卷资料，根据每个人的运动量分为不运动、低运动量、中运动量、高运动量和非常高运动量5组后，评估各组的死亡风险和平均寿命。

研究结果显示，高达54%的人不运动，只有22%的人从事少量运动。与不运动组相比，低运动量组（每天运动15分钟，一周累计92分钟）的死亡率降低14%、癌症死亡风险降低10%、心血管疾病死亡风险也降低20%。另外，只要每天再增加15分钟的运动量，就可以再减少4%的死亡率以及1%的癌症死亡风险。

温教授认为，这项新研究打破了过去提倡的“运动三三三”（每周运动3次、每次30分钟、维持每分钟心跳130下）或每周运动150分钟的现有观念，不运动的人只要改变生活习惯，开始做少量运动，就有机会降低死亡率，效果相当于一般人成功戒烟。

有运动胜过没有运动，不分男女老少，只要每天累积15分钟的运动量，例如爬楼梯、走到较远的菜市场买菜、提前两个公交车站下车走路、多喝水多起身上厕所等，就能帮助延年益寿以及降低罹患心血管疾病的风险，而像上班族或是长时间久坐看电视或面对电脑的人，也要尽量每个小时起身活动一下，促进血液循环。

4.7 爬楼梯比乘电梯还节省时间?

有人说爬楼梯浪费时间，乘电梯比较快，但我认为这个说法可能只是个借口而已。

《加拿大医学会期刊》(*Canadian Medical Association Journal*) 在 2011 年 12 月刊登了一篇由加拿大皇家大学医院 (Royal University Hospital) 威尔森医生 (Thomas Wilson) 所做的研究报告，指出医生们在工作日爬楼梯比乘电梯节省了约 15 分钟的时间。

皇家大学医院是一栋 7 层的建筑物，每层楼有 18 个台阶，威尔森医生找来了 4 位分别为 26 岁、30 岁、56 岁和 67 岁的同事进行测试，规划了 14 条他们工作时会行经的路线，并记录下这群医生在一般工作日及周末、假日走路、上下楼梯（不是跑步），以及乘电梯到预定楼层的时间。

14 条路径加起来，爬楼梯要花费 10. 3 分钟（平均 13. 1 秒可以上或下一层楼），搭电梯则需要 19. 6~24. 6 分钟（平均需要 37. 5 秒到达下一个楼层），而且这些医生即使是从 1 楼按正常速度爬上 7 楼，也不需要休息即可立刻开始工作。

瑞士日内瓦大学医院（University Hospital of Geneva）的梅尔博士（Meyer Philippe），在 2008 年欧洲心脏学会大会中发表研究指出，69 个每周运动时间不到两小时的受试者在爬楼梯 3 个月后，肺活量提高了，血压降低了，并减少了胆固醇及体脂肪数值，连带体重与腰围也都有下降趋势，如此一来，将可减少人们在青壮年时期15%的死亡率。

根据台湾地区卫生部门2009年的调查发现，台湾18岁以上的民众在近两周内做运动的比例为53.5%，没有做运动的高达46.5%，而大部分的人最常做的运动就是健走（包含散步），关于如何正确健走，我将在下一章节再做说明。

爬楼梯是一种有氧运动，它可以强化心肺功能，增强肌肉耐力，并有助于维持骨质密度，一个体重50公斤的人以一般速度爬10分钟的楼梯，大约可以消耗250卡的热量，而下楼梯所消耗的热量约为上楼梯的三分之一。想以爬楼梯来健身，必须注意步履要轻盈，脚底要完全踏在台阶上，过度用力会让足踝与膝关节承受太大压力；并要避免一次跨越多个阶梯，膝盖尽量不要超过脚尖，且采取爬楼梯上楼、乘电梯下楼的原则更为适合。

不求快，要依照个人的心肺耐力调整爬楼梯速度，循序渐进地将运动时间拉长至可持续15分钟（或每爬3分钟休息3分钟，持续30分钟），以没有胸闷、头晕、膝盖疼痛等不适为最重要的前提。

建议大家每天利用生活中的空当，养成规律的运动习惯，爬楼梯就是很好的开始，动总比不动好，“随时随地动一动，活到天年不是梦”。

爬楼梯需要注意的族群

1. 有心脏病、呼吸系统疾病等慢性疾病的人，还包括运动时或运动后随即会感觉到胸部疼痛或不适的人，或容易因头晕而昏倒或失去知觉的人，以及稍微动一下就觉得呼吸不顺畅的人，都应先就医检查身体状况，征询医生意见后再进行爬楼梯运动。

2. 50 岁以上长期缺乏运动的人想要开始运动，应避免立即进行较为剧烈的运动（例如突然爬高楼层的楼梯），而已出现退化性关节炎的人更是不建议爬楼梯。

3. 若膝关节或踝关节出现疼痛、僵硬或肿胀等症状，应停止爬楼梯。肥胖的人会因为体重过重使腿部关节承受更大的压力，应避免一开始就爬过高的楼梯，并需做好暖身运动。

4.8 正确健走方式

加拿大魁北克大学蒙特立尔分校（University of Quebec in Montreal）的奥伯汀-利奥蒂博士（Mylene Aubertin-Leheudre）于 2011 年 12 月发表在《更年期》（*Menopause*）杂志上的一份研究报告指出，更年期妇女如果每天能走 1 万步，则可有效减轻体重、增强心肺功能，但在平衡感与灵活性测试方面，肌肉的强度和表现并不比每天步行少于 7500 步的人更好，原因是健走方式不正确。

在这项研究中，奥伯汀-利奥蒂博士调查了 57 位 50~70 岁更年期妇女的步行习惯，依据每个人的步行量分为每天步行 7500 步、7500~10000 步和 1 万步以上 3 组，并同时测量受试者的体重、体脂肪、肌肉含量、肌肉强度、平衡感和灵活性。结果发现，步行量最多的女性体重最轻、体脂肪较少，身体质量指数（BMI）平均为 25，另外两组则都在超重范围。但是研究也发现，这 3 组的肌肉强度和身体肌肉量的百分比都差不多。

奥伯汀-利奥蒂博士指出，多走路对整体健康有好处，但可能是参与研究的更年期妇女走路的方式不正确，没有达到锻炼肌肉的效果。更年期妇女除了健走外，还可以搭配做一些促进肌耐力、充分伸展关节、增加平衡感的运动，例如瑜伽、骑自行车、打太极拳、游泳等。

常言道，人老骨先老。如果下半身的肌肉不够强壮，遑论登山、跑步，连上下楼梯都会感觉两腿酸软、体力不支；为加强腿部肌力，预防上述情况发生，健走是最理想、最有效的方法之一。根据台湾地区卫生部门的调查资料显示，台湾民众最常做的运动就是健走（含散步），推算目前18岁以上人口中约有421万人以散步、健走为主要运动方式。健走是所有体能活动中最基本、简易、方便且经济的项目，只要每天抬头挺胸、大步走，并持续30分钟以上，就能有助于减肥、提高身体机能、消除压力、帮助睡眠，而正确的健走方式更可以强化双腿肌肉并增加背部、膝盖支撑力，协助预防退化性骨骼肌肉疾病。

为什么要日行万步？因为健走一开始消耗的是糖分的能量，20分钟后才开始燃烧脂肪，以成年人每天平均摄取2100卡热量来计算，人体基本新陈代谢与日常活动消耗的热量共约1800卡，剩下的300卡就要靠运动消耗掉，否则会囤积在体内形成脂肪被贮存起来；每1卡约需走30步来消耗，所以每天至少要走1万步以上才能让这些多出来的热量消失无踪。

健走的正确姿势

（1）双手微握置于腰间，手臂自然前后摆动，肩膀放松。

（2）抬头挺胸，背部挺直不弯曲。

（3）提臀，收腹。

（4）起步后脚跟先着地，接着脚底与脚趾着地，然后脚跟再离开地面。

健走的注意事项

（1）穿合适的鞋子，慢跑鞋、休闲鞋或有气垫的运动鞋较佳。

（2）选择平稳的道路或就近的公园、广场进行健走，保持持续性。

（3）可佩戴计步器，提醒并激励自己，有助于养成健走的好习惯。

（4）速度要达到10分钟1000米左右。

◆如何用心跳数来衡量运动强度

2012年1月9日，纽约路透社大篇幅报道美国人该如何从事运动，并教导民众学会利用心跳数来衡量运动强度，报道引用了美国健康与公众服务部门于2008年所公布的运动指引（2008 *Physical Activity Guidelines for Americans*），目的在于让民众明了适度与规律的运动习惯除了增进心肺耐力、增强体能、预防慢性疾病（如心血管疾病、糖尿病、骨质疏松症、大肠癌、乳癌、肥胖等）的发生外，还能促进大脑脑内啡（endorphins）的分泌，纾解身心压力，让心情变好避免忧郁，而且透过指引，能让民众在不造成运动伤害的情况下，进行适合自己的运动，甚至还可以协助他人建立规律的运动习惯。

表23　运动指引（*2008 Physical Activity Guidelines for Americans*）

运动形态	内　容
有氧运动	每周150分钟的中度运动或75分钟的剧烈运动
肌力训练	每周至少两天以上运用在主要肌肉群（腿部、臀部、腹部、胸部、肩膀、手臂）上

适当的运动要包含两部分：一是有氧运动；二是肌力训练，但第二部分经常被忽略。

表 24　对健康有益的两大类运动形态

有氧运动	肌力训练
长时间（建议至少 30 分钟）持续使用大肌肉群进行中度或强度运动，这样的运动进行时需要消耗大量氧气，故称为有氧运动，例如快走、慢跑、有氧舞蹈	肌力训练不是要练成六块肌，而是要让肌肉维持一定的力量，才能有效去完成生活中许多动作，因此要选择适当的阻力活动（例如举哑铃、俯卧撑、拉单杠、仰卧起坐等），当每个训练动作在重复 8~12 下后肌肉感到疲倦时即可停止

若要维持基本的健康，所需要的有氧运动强度要达到中度运动以上，每次持续时间至少要 30 分钟以上，每周运动时间需累积至少 150 分钟。

表 25　3 种运动方式

轻度运动	日常生活的活动，例如逛街、做饭、洗衣服等
中度运动	快走、网球双打、国标舞、在平地骑自行车等活动，可以消耗 3~6 倍静态坐着时所消耗的能量，建议持续运动时间至少为 30 分钟
剧烈运动	竞走、慢跑、网球单打、在有坡度的地方骑自行车等运动，可以消耗 6 倍以上静态坐着时所消耗的能量，建议持续运动时间至少为 20 分钟

运动时可以通过测量心跳数来评估自己是不是已经达到维持健康的运动强度，例如，一位 50 岁的民众（不分男女）在

从事中度运动时，心跳数至少要维持在每分钟 85 下以上，而进行剧烈运动时的心跳数则要达到每分钟 119 下以上（再次提醒，刚开始做运动时不可采用剧烈运动），如此才能达到促进健康的成效。

运动超过 5 分钟后，就可以将大拇指放在手腕上，记录 15 秒或 30 秒的心跳数后再乘以 4 或 2，来衡量自己每分钟的心跳数是否达到预定的运动强度，若不想中断运动，也可以利用另一种更简略的评估方法，运动中如果你可以与别人交谈但没有余力唱歌，这就算是中度运动程度，若在剧烈运动下，是无法流畅说话与唱歌的。

表 26　简易心跳数的计算方式（以 50 岁的人为例）

个人最大心跳数	220−年龄	220−50＝170
中度运动应维持的心跳数	50%～70%的最大心跳数	170×50%～170×70%＝85～119
剧烈运动应维持的心跳数	70%～85%的最大心跳数	170×70%～170×85%＝119～145

第5招
正确的吃有7大习惯

5.1 蔬果可预防癌症

5.2 五色养生法

5.3 多吃植化素远离癌症

5.4 学会分辨食物好坏

5.5 注重食物来源

5.6 低温烹调对身体伤害较小

5.7 60种常见食物营养成分表

中国人说“病从口入”，外国人说“你吃什么像什么”，确实，正确的饮食方式可以增强身体免疫力，维持健康。但错误的饮食习惯却可能带来一身疾病，让人后悔莫及，因此，食物的选择、处理、如何食用都是我们要注意与斟酌的重点。

常有人问我，怎样吃最健康？我都会先以一个简单的口诀来回答：“红黄绿白黑，根茎花果叶，一日五七九，健康就长久。”当然，均衡的饮食是每天必须都要摄取6大类食物，但如果能增加五色蔬果的比重则会更好。

面对色彩缤纷、琳琅满目的各类食物，你吃对了吗？在这个章节里，除了告诉大家为什么全世界的国家和地区都在呼吁国民多吃蔬果之外，还会特别提供美国版和台湾地区版最新修订的饮食指南给民众作为参考。另外，不只外国人评选出了他们心目中的超级食物，我们也有好食材可与之抗衡，而且重点是天然、本土、容易取得与烹煮，也就是当地、当令，且价格便宜。

5.1 蔬果可预防癌症

1982 年至 2010 年，癌症已连续 29 年蝉联台湾地区民众 10 大死因之首，众人无不谈癌色变，尤其人到中年后，对“癌症”两字就特别敏感，环顾周遭，不是至亲罹患癌症，就是朋友、同事在做化疗、放疗，这类事件常让人悲痛不已。

我常告诉大家，防癌和餐盘里的食物内容是有绝对关系的，如果盘子里的食物多为油炸类、高油脂类、重口味的大鱼大肉，蔬菜很少，水果也不多，当然容易助长癌细胞的生成。倘若改变一下餐盘里的食物，大量摄取不同颜色（如彩虹般）的蔬菜、菇类、海藻、水果，再搭配适量的鱼肉奶蛋，那么癌细胞就不易成为健康杀手。

许多研究已经证实蔬果可以预防各种癌症。

◆十字花科蔬菜可预防膀胱癌

休斯敦的得克萨斯州大学安德森癌症研究中心研究人员赵华发现，十字花科蔬菜的菜花、大白菜、卷心菜含有丰富的异硫氰酸盐（ITCs），具有解毒功效，可以增加正常细胞生长、促进异常细胞自毁。抗癌效果则是对于膀胱癌最为显著，因为 ITCs 在加强体内新陈代谢后所产生的化合物是透过尿液排至体外的。

另一个研究则发现，ITCs 似乎能阻止与癌细胞生长相关的 p53 基因突变。

p53 基因是一种肿瘤抑制基因，在维持细胞健康和避免癌症方面非常重要，当它被破坏或发生突变时就会失去保护作用，大约在半数的人类癌症中发现有这种突变。

乔治城大学的 Xiantao Wang 与同事们分析肺癌、乳腺癌、结肠癌等多种人类癌症细胞时，确认 ITCs 对 p53 基因的影响，结果发现，它能够消除不健全的 p53 基因，只留下健康的基因。

◆大蒜具有肠胃道的抗癌作用

大蒜所含的特有味道来自于碱性硫化物［Alk(en)yl sulfides］，其具有防癌作用，主要成分是二丙烯基三硫化物，可以抑制结肠癌细胞。

据中新社报道，一项在中国蛋白质组学第三届学术大会上公布的报告指出，大蒜的主要成分大蒜素，可以抑制胃癌细胞 BGC823 的增殖，可诱导其发生分化和凋亡，这也为大蒜能抗癌的机理再增添一支生力军。

◆类黄酮有助血管健康

类黄酮普遍存在于蔬果之中，洋葱、茶、柑橘类及莓果都含有类黄酮，许多研究显示，有冠状动脉硬化者，每天摄取类黄酮丰富的食物，能改善血管内皮层的机能，降低心血管疾病及糖尿病的风险，而类黄酮又是超强抗氧化物，当然也能够降低癌症罹患率。

◆天天五蔬果

一项台湾地区卫生部门所做的“1993～1996年台湾民众营养健康变迁”的调查，发现19～64岁的民众有高达80%每天都吃不到3碟蔬菜、2份水果，因此提出“天天五蔬果”的口号。

做法很简单：每天吃约3碟各100克的蔬菜及2份水果。

来源

“天天五蔬果”来源于由美国癌症中心（National Cancer Institute）于1988年所提出的“一日五色蔬果（5 A Day program）”活动，作为癌症预防及控制之用，实施5年后，发现罹癌率及死亡率皆有下降的趋势，于是推广至全世界。

◆蔬果“五七九”

根据台湾癌症基金会的研究，蔬果的纤维素能减少肠内致癌因子，也能改变肠中菌种生态、避免癌细胞形成，因此，在天天五蔬果的基础之上，再根据性别及年龄进行细分。

“五”：6岁学龄前儿童，每天应摄取5份新鲜蔬果。

“七”：6岁以上学童、少女和女性成人，每天应摄取7份蔬果。

“九”：青少年和男性成人，每天应摄食9份蔬果。

蔬菜类一份约为净重100克，水果类一份约为150克，每日摄取蔬菜的份数，应比水果多一份，若为血糖控制不良者，则应选择较不甜的水果。

来源

2004年开始，台湾癌症基金会及美国癌症协会（ACS）在天天五蔬果的基础上又提出“蔬果五七九”及“彩虹原则”，作为新一代健康防癌的参考指南。

5.2 五色养生法

对于吃，我非常好“色”，当然，此色非彼色，而是注重“五色养生法”。无论在任何场合，我都会鼓励大家多吃红色、黄色（橙色）、绿色、白色、黑色（蓝色、紫色）等一系列如彩虹般的食物，即使是小朋友的饮食也是如此。

曾经有一家媒体记者采访我和当时还在念小学五年级的女儿之间的互动，我的做法很简单，让她吃得好、睡得饱，先健康再谈成绩的好坏。

为什么每天都要吃到5种颜色以上的食物呢？因为当颜色不同时，其所含的维生素、矿物质及植物化学物质（phytochemicals）的含量与种类也会不一样，这样一来，才能摄取所有身体所需的优质成分。

五色养生法的诀窍在于，牛肉、猪肉、鸡肉、鱼肉、虾、贝类适量即可，色彩缤纷的胡萝卜、山药、西红柿、莴苣、紫甘蓝、番石榴、木瓜、葡萄、凤梨可以多吃一点，前者的蛋白质、铁、锌含量丰富，后者的维生素、矿物质、纤维质、酵素、植物化学物质含量高，根据国内外研究，花青素抗氧化及清除自由基的能力比维生素E高出50倍、比维生素C高20倍，可以延缓老化及降低癌症与心血管疾病罹患率；茄红素是类胡萝卜素中抗氧化能力最强的一种，消除自由基的能力是β-胡萝卜素的2倍、维生素E的10倍。

表 27 多吃五色蔬果好处多

五色	营养素	水果	蔬菜	功效
黑色/蓝色/紫色	类胡萝卜素、花青素、维生素 C、维生素 A、酵素	黑莓、蓝莓、黑醋栗、干欧洲李、桑葚、葡萄	紫芦笋、紫甘蓝、紫萝卜、茄子、比利时紫莴苣菜、紫椒、紫山药、紫色洋葱、黑木耳、海带、紫菜	· 抗自由基，延缓细胞老化，降低视网膜病变及罹癌概率 · 保护泌尿系统 · 花青素可提高脑内抗氧化功能，活化脑细胞
绿色	叶绿素、类胡萝卜素、叶黄素、膳食纤维、维生素 A、维生素 C、钾、铁、钙、磷、硫配体、吲哚、酵素	酪梨、青苹果、绿葡萄、哈密瓜、奇异果、柠檬、番石榴、释迦	朝鲜蓟、芦笋、卷心菜、西兰花、空心菜、芥菜、菠菜、小白菜、青椒、芹菜、小黄瓜、青葱、红薯叶、本岛莴苣	· 降低心血管疾病与罹癌风险 · 有助视力健康 · 强健骨骼与牙齿 · 预防便秘 · 叶绿素具有净血功能，能够分解并排除体内残余的农药与重金属；另有促进造血作用

（续表）

五　色	营养素	水　果	蔬　菜	功　效
白色	硫化物、维生素A、维生素C、膳食纤维、酵素	梨、白柚、泰国椰子、白桃	菜花、大蒜、金针菇、杏鲍菇、洋葱、白萝卜、莲藕、银耳、冬瓜、山药、竹笋	·促进血液循环 ·增进心脏健康 ·降低胆固醇 ·增强免疫力 ·抗氧化，降低罹癌率
黄色/橙色	类胡萝卜素、类黄酮素、玉米黄素、姜黄素、维生素A、维生素C、膳食纤维、酵素	香蕉、青柠、芒果、柳橙、木瓜、哈密瓜、柿子、凤梨、柑橘、小玉西瓜、杨桃	南瓜、胡萝卜、黄椒、玉米、黄色小番茄、番薯、马铃薯、姜	·有助维护心脏健康 ·超强抗氧化力，增强免疫力及降低罹癌概率
红色	类胡萝卜素、花青素、茄红素、辣椒素、维生素A、维生素C、酵素	红苹果、红葡萄、红西柚、水蜜桃、石榴、蔓越莓、草莓、西瓜、樱桃	甜菜、红椒、樱桃萝卜、红枣、西红柿、红辣椒	·预防癌症及降低致癌率 ·促进心脏健康 ·预防发炎

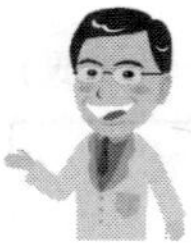

梅可望教授的养生之道

前东海大学校长梅可望教授已经94岁了，但身体仍非常硬朗，他认为要想健康，必须掌握4个要点：

1. 习惯很重要，要养成每天“一、二、三、四、五，红、黄、绿、白、黑”的原则。一是每天喝一杯牛奶；二是吃250~350克的碳水化合物；三是3份高蛋白，早上吃一个荷包蛋，中午吃一片猪肉加苦瓜，晚上吃100克豆腐或100克鱼；四是四句话：有粗有细、不甜不咸、三四五顿、七八分饱；五是500克蔬菜和水果；红是每天一个西红柿；黄是红黄色的蔬菜；绿是绿茶；白是燕麦粉；黑是黑木耳。

另外还有3个半分钟和3个半小时，尤其是老人家要特别注意3个半分钟，就是醒来后不要马上起床，而是在床上躺半分钟再起床，坐起来后再坐半分钟，两条腿垂在床沿又等半分钟，这是因为老人如果突然起身，会造成脑缺血，血压过低。

此外，3个半小时是指，早上运动半小时，中午午睡半小时，傍晚慢走半小时。

2. 忙碌是健康的保证，一忙终身病远离。

3. 心地光明最重要。

4. 快乐是不老的根源。

（资料来源：《今周刊》）

5.3 多吃植化素远离癌症

很多人误以为植化素是新发现的营养素或物质，其实不然。早期对于营养素的认知只有蛋白质、脂质、碳水化合物、维生素、矿物质及水 6 种，并没有植化素，直到 1995 年，科学家才有足够的证据证明此类含在植物中的物质，对人体具有预防疾病及改善生理功能的作用，它们才逐渐崭露头角。

植化素早就存在于大自然中，而且不是单一物质，它的族群有数千种到数万种之多，目前被发掘及证实对人体有益的仅有 4000 多种，其余仍在陆续鉴定之中，相信不久之后，又会有新的植化素名称出现。

像大豆所含的大豆异黄酮素（Isoflavones）、西红柿的茄红素（Lycopene）、南瓜的 β-胡萝卜素（β-Carotene）、咖喱的姜黄素（Curcumin）、葡萄皮的白藜芦醇（Resveratrol）、卷心菜和西蓝花里的吲哚（Indoles）、绿茶的儿茶素（Catechins）、辣椒中的辣椒素（Capsaicin）等都是耳熟能详的植化素。

植化素和宇宙万物属性及变迁息息相关，以阳光为例，每天早上太阳升起，照亮大地，万物开始苏醒，然而，过高的温度会晒伤植物，为了自我防护，植物会产生特有的颜色或气味来维护自身安全；再以植物和昆虫的互动关系作说明，蜜蜂、蝴蝶是传递花粉、延续植物生命的功臣，但是蚜虫却可以让植物生病，植物既要吸引蜜蜂帮忙采花粉，又要有效达到驱虫效果，所以植物必须同时产生多种不同的植化素，才能使生命延续。

与其说缤纷世界是上天赐予的丰富色彩，倒不如说这是万物之间“共存共容”的生态平衡表现，正因为宇宙如此瑰丽多变，我们才能够享受植化素带给人类的好处，如：

- **高效率的抗氧化剂，具有抗自由基、延缓老化作用。**
- **促进及激发体内解毒酵素（酶）的活性。**人体本身就有抗氧化酶，如过氧化氢酶（Catalase）、谷胱甘肽过氧化酶（Glutathione Peroxidase，GSHP）、超氧化物歧化酶（Superoxide Dismutase，SOD）；但这些酵素的活性会随着生活作息和饮食的不当，逐渐衰老，也会受疾病影响，使抗氧化能力衰退。植化素可以促进体内解毒酵素活性，如西蓝花等十字花科蔬菜含有异硫氰酸盐，具有解毒功效，可以促进细胞正常生长，也可以促进异常细胞自毁。
- **能增强免疫系统，提高对疾病的抵抗能力。**曾经在 Discovery Channel 的网页中，发现一篇日本研究人员发表的绿咖啡豆具有减肥效果的文章，原来其所含的绿原酸（Chlorogenic Acids），已确认具有高抗氧化作用，对抑制自由基、预防癌症有效，还有保护毛细血管、预防血栓的效果，不过绿原酸在未经烘焙的咖啡豆中含量高达 45% 以上，经过烘焙之后仅剩 5%～10%。
- **能调节体内荷尔蒙的分泌。**荷尔蒙是一种由内分泌腺体所分泌的化学物质，在血液中的浓度很低，但对某个特殊器官或组织的代谢，具有调节作用，一旦失灵，就会影响身体的平衡，像失眠和血糖不稳定都是荷尔蒙分泌出问题的表现，植化素具有调节荷尔蒙分泌的作用，如大豆、红花苜蓿所含有的异黄酮就可以。

● **有消炎抗菌功能。**像咖喱中的姜黄素、绿茶中的儿茶素、卷心菜中的吲哚都具有消炎、抗菌作用，能够强化身体免疫系统。

对于蔬果的摄取，应是种类与数量多多益善，因为只有这样你才会摄取到各种各样的植化素，进而维持精神饱满，活力充沛。

表 28 常见植化素及来源

常见植化素	主要来源	功 效
硫化丙烯（AllylSulfides）	洋葱、大蒜、韭菜等	· 降低低密度胆固醇，预防动脉管壁增厚或硬化 · 提高维生素 B_1 作用，有助消除疲劳 · 有镇静神经、舒缓焦虑的效果 · 抑制和杀灭真菌的作用
生物类黄酮（Bioflavonoids）	葡萄、西红柿、樱桃、柑橘类水果、百香果等	· 阻止低密度胆固醇氧化，预防动脉粥状硬化 · 抑制及阻断癌细胞发生作用；抗氧化功效有助于预防细胞因氧化而受害 · 具有抗病毒功能，与维生素 C 合并使用效果更佳

（续表）

常见植化素	主要来源	功　效
类胡萝卜素（Carotenoid）	胡萝卜、地瓜、木瓜、南瓜、芒果、柑橘类水果、油菜、芥蓝、青江菜和空心菜等	·形成视觉系统，强化视力，预防夜盲症 ·维持及促进表皮组织生长、尿道黏膜层及皮肤的健康，避免发生感染 ·增进免疫力
吲哚（Indoles）	十字花科蔬菜，如卷心菜、菜花、大白菜、芥菜等	·引导雌激素代谢后的产物为无害，降低乳癌发生概率 ·抑制癌细胞分裂与生长，同时促进能杀死癌细胞的蛋白质分泌 ·抗自由基，避免细胞氧化
多酚类（Polyphenols）	葡萄、黑加仑、草莓、苹果、樱桃、蔓越莓等	·维持血管弹性，避免增厚及硬化 ·清除沉积在血管壁的低密度胆固醇 ·抑制及杀菌作用 ·增强免疫力，抑制癌细胞增殖 ·抗氧化，阻断自由基产生，延缓衰老
酚酸（Phenolic Acid）	西红柿、胡萝卜、柑橘类水果、莓类水果、咖啡豆、葡萄皮、柳树皮、金银花、丹参等	·防止腐败，具有抑菌及杀菌作用 ·强力抗氧化剂，延缓老化
植物皂素（Saponins）	黄豆、豌豆、菠菜、西红柿、马铃薯、大蒜、甜菜、芦笋等	·抗发炎 ·抑制癌细胞生成

潘怀宗健康讲座

多吃植化素远离癌症

白萝卜含有的淀粉酶、木质素，有抗癌防癌功效，吲哚、酶物质能分解亚硝酸胺致癌物质，抑制癌细胞的生长。

南瓜中含有稀有元素，可促进体内胰岛素分泌及加强葡萄糖代谢，膳食纤维可以帮助肠道将多余糖排出体外，而且有饱腹感，对糖尿病患者尤佳。根据日本研究显示，每天食用南瓜、菜花等黄绿色蔬菜，可减少肺癌的发病率。

西红柿最出名的植化素成分是茄红素，能够保护细胞不受伤害，并能修补受损细胞，具有防癌与抗癌的功效。1995 年，哈佛大学进行的一项大规模研究发现，一星期吃 10 份以上西红柿制品的男性，会降低 35%得前列腺癌的概率。在以色列的研究也发现，茄红素能抑制乳癌、肺癌及子宫内癌细胞的生长。

5.4 学会分辨食物好坏

在20世纪五六十年代，大家对“天然食品”这几个字并不太关心，原因是当时吃的东西本来就都是天然的。米饭多为糙米，能吃到一顿亮晶晶的白米饭实属难得；不是逢年过节，餐桌上根本没有肉，即使有也是自己养的鸡鸭；蔬菜是在无化肥、无农药的土地上长出来的；自家后院种满了果树，想吃就去摘；即使是腌制品，也都是用天然做法制成，很少见化学添加剂。

现代社会，琳琅满目的加工食品多得令人目不暇接，陪着我们长大的天然食物反而变成少数，我常反问：“怎么会这样？”并反思为什么我们的餐桌上、餐盘里、冰箱及橱柜里都已被加工食品完全攻陷？

◆蔬果生长有时令

蔬果的生长有其时节性，春夏秋冬各有不同的种类上市，不要强求天天都能吃得到。

比如橙子是冬季水果，每年一到12月，黄的橙子口味最佳，而且一进1月，橙子产季就结束了，但奇怪的是，为什么过了季我们还能吃到橙子呢？

有一位懂农事的朋友说，橙子采下来之后，如果经过浸药处理就会变成“防腐橙子”，这样就可以保存一整年，所以我们才会天天有橙子吃，但这样吃健康吗？答案当然是否定的。

一般来说，有机栽培的橙子，保存期至多两三个星期，所以摘下后要尽快享用；为什么在6月、7月还能吃到新鲜的橙子？这当然有玄机，因为那很有可能就是加工过的防腐橙子。

再以珍珠奶茶为例，里面添加的是奶精或奶精粉，并非鲜奶。尽管营养专家、学者一再呼吁：奶精中并没有牛奶成分，它是由植物油氢化而成的，且在氢化过程中会产生反式脂肪酸，摄取过量容易增加罹患心血管疾病的概率，但是爱喝的人依然乐此不疲。

更麻烦的是，还有人边喝珍珠奶茶，边吃烤香肠，前台湾消费者文教基金会董事长、现任“监察委员”程仁宏就提醒，消费者如果饮用添加了己二烯酸防腐剂的珍珠奶茶，再吃含有亚硝酸盐的香肠，染色体可能会突变，产生致癌风险，这可不是开玩笑，但很多人仍然不在意，硬是要赌上自己的健康。

◆要学会分辨食物好坏

就需求而论，加工食品有其存在的必要性，但我要说明的是，上天赐予我们如此丰富的天然食物，为什么不好好享受，反而要舍本逐末吃一些有害身体的物质呢？我曾经问过一位学生，吃新鲜水果难道比喝珍珠奶茶口感差吗？他的答案是不会，但是同学们都在喝，他也就喝了。我常说“跟着别人做”，好像是正确的，但其实不然，所以我们要学会分辨吃进去的东西是否对自己有利。

吃天然食物的好处很多，只要均衡摄取，几乎人体所需要的6大类营养素都会有，还能吃到不同的自然风味，何乐而不为？

更重要的是，能学到什么是真材实料，什么是好东西，以及该如何利用天然食物增进自己的健康。如果你每天与加工食品为伍，我敢保证你的身体一定会提出严重抗议，千万不要等到血压、血糖、血脂频出问题之后才开始后悔，那就为时晚矣。

表 29　加工食品的添加物

常食用的加工食品	所含添加剂名称	说　明
酱油、酱菜、豆皮、豆干、萝卜干、蜜饯、一般鱼肉制品、花生酱、鱼贝类干制品、糕饼、饮料、面包、粉圆、面条、馒头、汤圆、芋圆、年糕、发糕、米苔目、布丁、奶酪、奶油、人造奶油等	防腐剂（包含苯甲酸及其盐类、己二烯酸及其盐类、对羟基苯甲酸酯类、去水醋酸钠）	防止微生物或真菌引起食品腐败变质，延长食品保存期限
食用油、奶油、冷冻或干制鱼贝类、果汁、果菜汁	抗氧化剂（分为脂溶性及水溶性两种，脂溶性抗氧化剂如 BHA、BHT、维生素 E；水溶性抗氧化剂经常添加在果汁、果菜汁中）	防止油脂及其他物质氧化

（续表）

常食用的加工食品	所含添加剂名称	说 明
腊肉、香肠、火腿等肉类腌制物	保色剂（以硝酸盐及亚硝酸盐为代表）	保持肉类制品呈现鲜红色泽
面包、蛋糕、中式西饼、饼干类	膨胀剂（以发酵剂及溴酸钾为代表）	能够形成化学反应，产生二氧化碳，使面包及饼干类食品变得膨大松软
生鲜鱼、肉制品、豆制品	杀菌剂	·消灭附着在食品上的微生物，若无法完全杀死，仍可抑制细菌活动力
生鲜肉类、鱼贝类、豆类、蔬菜水果、味噌、酱油、海带、海苔及茶等	食品色素（包括人工色素，用植物原料制成食品色素及无机盐类等，目前可食用的色素共7种，苋菜红、胭脂红、诱惑红、柠檬黄、日落黄、靛蓝和亮蓝）	产生着色作用，提亮食品颜色，但除无机盐类外，其他着色剂不得使用于生鲜肉类、鱼贝类、豆类、蔬菜水果、味噌、酱油、海带、海苔及茶等
食品、冰品、糖果、方便面、点心、中式食品、香烟、酒类及肉品等	香料（分天然和人工合成两种）	提高食品香味

（续表）

常食用的加工食品	所含添加剂名称	说　明
蜜饯、果汁、果酱、乳酸菌、稀释果汁	调味剂（最常使用的是糖精，不含热量且甜度为蔗糖的 300 倍；果糖则是近年来最热门的调味剂，常用在果汁、果酱、乳酸菌中）	给予食品酸味、甜味的物质
乳制品、巧克力、面包、糕点饼干等	乳化剂	食品加工过程中，有不相溶的两种溶液共同存在时，必须添加适当乳化剂，以减少两者之间的界面张力，并使其中一种液体成为微粒状，分散在另一个液体之中，成为安定乳浊液
面制品、豆制品、金针菇等（凡需要看起来有增白或褪色效果的食品）	常用的漂白剂包括氧化剂和还原剂两类，而活性炭则可以将颜色吸附除去（包含亚硫酸盐、亚硫酸氢盐、偏亚硫酸氢盐）	让食品中的有色物质经过化学作用后产生褪色

多吃草莓能降低辐射损害

美国太空辐射实验室的科学家经研究证明，食用草莓能够帮助航天员免遭宇宙射线的辐射，为什么小小的草莓能够担起防辐射重任？这和营养成分有关。每100克草莓中，含有50~100毫克维生素C，比苹果、葡萄等水果高出10倍以上，并含有大量维生素E及多酚类抗氧化物质，其营养物质可以抵御高强度的辐射，减缓紫外线辐射对皮肤造成的损伤，经常接触电脑或其他电器辐射的人，应该经常吃些草莓。

根据美国《自然》杂志报道，伯拉德·罗宾率领的科研小组模拟了一个太空辐射环境，在持续8周的实验中，他们给98%的小白鼠吃普通食品，给2%的小白鼠吃加了草莓的食品。实验初期，两组小白鼠都因受到辐射而出现不良反应，但随着时间推移，研究人员发现，那些食用普通食物的小白鼠越来越弱，而食用草莓的小白鼠却变得更活跃。

5.5 注重食物来源

吃很简单，吃到优质食物却不简单。吃是本能，是要饱腹；吃优质食物却是一种选择，是对健康生活负责。

每个人对吃都有自己的主张，我的主张是选择食用优质食物，而且必须重视食物来源及烹调的方法。

食物来源会影响食物营养价值及风味，而好的烹调方法不会破坏食物的天然美味及营养成分，也就是对身体健康有益。对于食物来源，我有3个坚持，供读者参考。

◆新鲜最重要

食材新鲜非常重要，如果新鲜度不够，营养及风味都会大打折扣，即使是顶级厨师也没有办法通过手艺挽救回这项基本要求，所以新鲜是最重要的坚持。新不新鲜，用眼睛看，用手触摸、用鼻子闻及用心辨别都可以，所以我常跟大家说，买东西时，一定要眼到、手到、鼻到及心到。

眼睛要细细看，粘着泥土的胡萝卜、芋头、红薯属于新鲜一族，叶片枯黄、凋萎、干瘪的当然不新鲜了；刚捕捞上岸的鱼，眼睛透亮，黑白分明，若发现眼睛颜色混浊，四周下陷，代表快要腐坏了；过白的豆制品、萝卜干不宜购买，因疑似用过氧化氢漂白、防腐，常吃对身体有害；豆芽菜变肥大，而且颜色太白，小心使用了荧光增白剂，当然不要买。

手要触摸食物，新鲜的胡萝卜、芋头、红薯都很饱满，外皮摸起来很粗糙。

鼻子要闻味道，新鲜的鱼有海味，上岸时间愈久，腥味与胺臭味会增加，肯定不新鲜；优质干香菇，鼻子凑近一闻，会有自然的菇类芳香，但劣质香菇，闻到的却是发霉味。

心到指的是认真判断食物的新鲜度，有时候凭外观就能立即分辨，像发芽的马铃薯、发霉的花生都不能买，因为已经遭到毒素的污染。

表 30　新鲜蔬果挑选重点

食物名称	挑选重点
西红柿	蒂头要新鲜翠绿，果实饱满、圆润，触摸时有弹性，果色光泽均匀，外皮没有受损。色泽越红代表成熟度越高，茄红素越丰富
彩椒	外皮光亮，色泽鲜艳饱满，触摸时有结实感，蒂头青翠，无水伤较佳
茄子	外皮光亮，色泽深紫，果实肥大，触摸时果肉紧实，褐色斑点愈少愈好，萼叶与果身白色部分要紧连，没有脱落现象
白萝卜	若为本土品种，宜选择粘泥土及蒂头有绿叶者为佳，还要一手倒抓萝卜梗叶，一手弹敲萝卜，声音清脆者代表内心厚实，不是空心
山药	若为本土品种，宜选购粘泥土者为佳，新鲜山药须根少，没有干枯、腐烂现象，有重量感。若为日本品种，则颜色偏白，呈笔直状态，无干瘪
干香菇	菇体肥厚，有伞柄，没有破损，闻起来有特殊的香味
新鲜香菇	蕈伞肥厚，触摸时肉质细腻，形状完整，闻起来没有腐酸味

◆要买当令食物

我很喜欢聆听维瓦尔第创作的四季交响曲，透过音符的转折，春夏秋冬会浮现在视觉、听觉及脑际之间，食物同样是跟着四季替换，不同种类各有其时节，古人的食疗法更是以颜色区分，搭配五脏六腑的特性，来做一整年的保养。所以选择食物来源时，一定要优先考量季节性，因为适时、适地生产的蔬果，不仅“熟了”，而且营养丰富、风味绝佳、价格便宜，还有很强的抵抗力，较易控制病虫害，所以农药也用的少。

在台湾，随着蔬果品种的改良、农业技术的进步，只要是你想吃的各种蔬果，几乎一年四季都可以吃到。不过由于非当令蔬果在不适合生长的季节里体质较弱，需要使用较多的农药保护，而且价格昂贵，所以选购蔬果还是当令最好。

表 31　台湾地区当令蔬果

当令蔬菜		当令水果	
月份	出产蔬菜名称	月份	出产水果名称
1~12 月	卷心菜、芥菜、空心菜、大白菜、小白菜、韭菜、黄瓜、芋头、萝卜、芸豆	1~2 月	杨桃、桶柑
2~5 月	洋葱	2~3 月	莲雾
2~12 月	冬瓜	3~4 月	枇杷、梅子
3~11 月	芦笋、丝瓜	4~5 月	李子
3~12 月	苦瓜	5 月	桃子
4~10 月	麻竹笋	5~6 月	凤梨

（续表）

当令蔬菜		当令水果	
月份	出产蔬菜名称	月份	出产水果名称
4~11月	茄子	6~7月	荔枝、芒果
7~9月	玉米	7~8月	梨
10~5月	菜花	8月	龙眼
10~6月	芹菜	8~9月	番石榴、柿子
11~5月	胡萝卜	9~10月	柚子、香蕉
11~9月	青椒	10~11月	木瓜
12~3月	洋菇	11~12月	柳橙、芦柑
12~4月	马铃薯	12~1月	番茄

◆选用有优良标志的食物

农作物不像一般商品，可以让消费者立即分辨出A牌及B牌之间有哪些不一样，面对各色几乎相同的食物，购买者常大伤脑筋，但是优良标志的出现，至少提供了采购准则。

10大抗癌食物

美国《时代》杂志曾在2005年选出10大抗老、防癌食物。

1. 番茄　2. 菠菜　3. 菜花　4. 蔓越莓（小红莓）　5. 大蒜　6. 鲑鱼　7. 燕麦　8. 坚果　9. 红酒　10. 绿茶

台湾版18种超级食物

《康健》杂志在2010年7月邀请专家学者评选出台湾版18种超级食物，强调的是能防癌、抗老化、添活力，且天然、本土、容易取得与烹煮。

1. 糙米　2. 地瓜　3. 地瓜叶　4. 西红柿　5. 卷心菜
6. 巨峰葡萄　7. 香蕉　8. 番石榴　9. 姜　10. 青葱
11. 鸡肉　12. 豆腐　13. 苦瓜　14. 海藻
15. 鲭鱼　16. 金针菇　17. 茶　18. 苦茶油

10大垃圾食物

世界卫生组织（WHO）公布的全球10大垃圾食物如下：

1. 油炸类食品；
2. 腌制类食品；
3. 加工肉类食品（肉干、肉松、香肠等）；
4. 饼干类食品（不含低温烘烤和全麦饼干）；
5. 汽水可乐类食品；
6. 方便类食品（主要指方便面和甜点等膨化食品）；
7. 罐头类食品；
8. 话梅蜜饯类食品；
9. 冷冻甜品类食品（冰淇淋、冰棒和雪糕）；
10. 烧烤类食品。

西红柿抗辐射能力强

西红柿有“植物黄金”之称，所含的茄红素是目前所发现的抗氧化能力最强的类胡萝卜素，该能力是维生素 E 的 100 倍，具有极强的清除自由基能力，有抗辐射、预防心脑血管疾病、提高免疫力、延缓衰老等功效，迄今为止，还没有发现服用西红柿茄红素出现副作用的报道，因此非常适合长期保健服用。

曾有一项科学调查发现，习惯食用西红柿及西红柿制品（西红柿汁、番茄酱）的人，受辐射的伤害较小，死亡率也较低。其原因是西红柿所含的茄红素，能在肌肤表层形成一道天然保护膜，有效隔离辐射对肌肤的伤害，另外，茄红素还有抑制黑色素形成、祛斑美白的功效，能让皮肤水嫩光滑，弹性十足。

5.6 低温烹调对身体伤害较小

很多患高血压的朋友问我，怎么吃才比较好？坦白讲，患高血压、糖尿病就是吃得太好、吃得太多的关系，要缓解这类疾病，就要吃得少、吃得清淡。有人跟我说，他们很重视食物来源，常吃有机、无毒食材，怎么还是有这类毛病？我说，不正确的烹调方式，像高温、高油的快炒、油炸，以及爱放调味料，重口味的料理，都会让我们摄取太多的钠及油脂，造成血压、血脂降不下来的后果。根据流行病学研究，钠的摄取量与高血压罹患率成正比，所以健康烹调和食物来源同等重要。

日本是长寿国家，这与他们采用低温烹调的清淡饮食有关。从研究报告中得知，日本人罹患前列腺癌的概率很低，但在夏威夷的日本移民却比本国高出 10 倍，这是因为他们的饮食习惯已经改变成高油脂、高盐、高糖的关系，尤其是蛋白质、淀粉类食物经由高温烹调后，对身体健康非常不利。

◆烹调不当会破坏食物且产生毒素

科学研究已经证实，超过 100℃高温的烹调方法，像油炸排骨、烧烤等，会将蛋白质完全变性，使其结构变得极为坚硬，产生较多的“高度糖化终产物（ACEs）”，这种物质会让身体发炎，容易增加糖尿病及心脏病的罹患率。

不当的烹调方式，会将食物的营养破坏殆尽，不仅让酵素、维生素、矿物质流失，还会改变其化学结构，反而吃进毒素。

淀粉经过120℃以上的高温酥炸、油煎、大火快炒后，容易产生丙烯酰胺（Acrylamide），这是一种致癌物，也是我常劝大家少吃炸薯条、洋芋片、泡面、油条、烧饼、面包、饼干、蛋挞、焦糖布丁这类食物的主要原因。油脂经过高温处理后，会转化为反式脂肪，容易堆积在肠壁，给肠道带来很大的负担。

研究已经证实，经高温炭烤的肉片，会有梅纳反应（Maillard Reaction），然后产生黑褐色和特殊香味，但同时也是致癌因子的梅纳汀产物（Melanoidins），不但无法被身体消化，还会刺激淋巴组织，引起全身性发炎，特别是在肠道，严重者会病变成癌症。

◆正确烹调才能吃到健康饮食

料理食物的方式很多，不是只有大火快炒、高温油炸，最健康的料理法是低温烹调，像生食、凉拌、蒸、煮、汆烫、炖、焖、卤、清蒸、隔水加热、低温风干、低温烘干、低温烘烤都是，只要温度控制在120℃以下，就是低温烹调，不会产生过多的有害物质，对身体伤害较小。

如果要将蔬果凉拌成色拉生食，仍有农药及虫卵残留的顾虑，所以需要适当清洗。

低温烹调很重视油脂，既然是低温，因此在油脂的选择上，脂肪酸结构就一定要稳定，而且要有营养，像冷压的橄榄油、葡萄籽油、苦茶油、亚麻籽油、酪梨油、南瓜籽油，不用直接加热，将食物煮熟后再拌入也可以提高食物的美味，再比如蒜炒空心菜，不妨改成将空心菜汆烫，再拌入橄榄油、海盐，一样可以吃出健康好滋味；水煮意大利面后，再拌上南瓜籽油、奶酪及番茄酱，就是一道健康面食；全麦面包直接蘸亚麻籽油吃，滋味也很棒。

很多人以为低温烹调食物不美味，那是因为我们的味蕾已经习惯重口味，一时改不过来，但是给身体一个机会，美食也可以很健康。

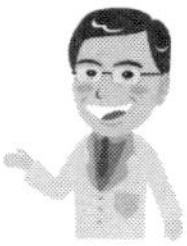

潘怀宗健康讲座

多吃鱼可降低中风风险

鱼类含有 omega-3 脂肪酸、维生素 D 和硒等营养成分，根据瑞典卡洛林斯卡研究所的拉森博士（Sussana Larsson）和奥西尼博士（Nicola Orsini）发表在《中风》（*Stroke*）期刊的研究发现，每周固定吃 3 份鱼的人和没有吃的人相比，中风风险降低 6%，吃最多鱼的人比吃最少鱼的人中风概率低 12%。拉森博士指出，鱼类中的 omega-3 不饱和脂肪酸（DHA、EPA）可以降低血压和胆固醇，进而降低中风发生风险。

哈佛大学公共卫生学院的莫札法利安博士（Dariush Mozaffarian）指出，要防止中风，吃鱼是不够的，应该要从健康均衡的饮食、多运动、定期检查做起，这样才能真正降低中风的风险。美国西北大学费恩柏格医学院的劳埃德-琼斯医师（Donald Lloyd-Jones）研究发现，常吃鱼（烤或煮）具有防止心脏衰竭的功效，但经常吃油炸鱼反而会增加心脏衰竭危险，油炸会使鱼失去营养素，还有可能在高温油炸过程中产生不好的物质。

5.7 60种常见食物营养成分表

毒素有害健康，没有人喜欢将毒素吃下肚，只不过，它们常以不同的面貌潜藏在食物中，以致我们分辨不清，只能稀里糊涂摄入身体。

◆冰箱有可能是毒素的来源

打开家里的冰箱、橱柜，看看是不是塞满了各式各样的泡面、罐头、饼干、面包、蜜饯、糖果、点心、洋芋片、三合一咖啡等？在大家眼中，它们可是信手拈来的方便性食品，具有止饥、解馋、消磨时间的作用，但方便不等于随便，如果经常吃这类食品的话，就有可能是在吃毒素，因为里面所含的色素、防腐剂、香料、抗氧化剂会多到让身体生病。

三聚氰胺的殷鉴不远，印尼知名厂商制造的“Indomie”牌泡面，又被检查出含有“对羟苯甲酸甲酯”，这是一种仅限于乳液类化妆品使用的防腐剂，印尼可限量添加使用于食物中，有人紧张地问我，如果小朋友吃了会怎么样？

我的答案很简单，从小就应该培养孩子正确的饮食观念，不但要营养均衡，更要多吃蔬菜水果，少碰垃圾食品。常常见到家长们把快餐当作给孩子的奖励，殊不知，这些高油、高盐、高糖、低纤维的饮食正逐步侵蚀他们的健康，为了这群国家未来的主人翁，大人们要以身作则。

◆食物过敏原就在你身边

曾有一项问卷调查显示，在台湾3万多人中，约有6.95%的人曾有过食物过敏的经历，主要过敏原是蛋、乳、海鲜与花生，次要过敏原是芒果、奇异果、大豆、小麦、坚果等。过敏症状包括皮肤痒、喉咙痒、打喷嚏、头痛以及眼睛痒等，一些婴儿对于牛奶过敏，则是以血便表现。

除此之外，台湾地区6大医学中心也针对339名因为过敏而住院的病患，抽血进行“食物特异性抗体分析”检测，以了解到底是哪些食物最容易引起民众过敏反应。结果也同样发现，虾、蟹、奶、蛋、花生为最容易引起过敏反应的第一级食物；第二级有芒果、其他海鲜；蛤仔、鱿鱼、墨鱼、螺、鳕鱼、大豆、小麦、奇异果等则是第三级。

如果发现自己及孩子有鼻窦炎、黑眼圈、头痛、皮肤发痒、眼睛痒、便秘或拉肚子、疲倦、经常感冒、喉咙痛等情形，而且久治不愈或重复发生，就要考虑是不是和食物过敏有关，有些人只要不吃或少吃这类食物，或是改变饮食形态，各种食材轮流吃，就能改善过敏困扰。

不是每一种食物都是过敏原，而是不同的人对于不同的食物有过敏反应，要了解究竟是哪些食物会让自己出现过敏症状，可以进行“食物过敏检测”，并避免吃到这类食品。

为了解决恼人的过敏问题，我建议多喝水、促进新陈代谢，多运动、增加心肺功能；避免食用一些容易过敏和刺激的食物，如冰冷、油煎、油炸以及加工制品，食物尽量多样化，另外，适时适量补充益生菌，可降低过敏的发生率。虽然看起来有点麻烦，但比起那些令人不舒服的毛病，麻烦就不算什么了。

附：均衡饮食的营养素建议

表 32　60 种常见食物营养成分表

食物名称	营养成分	主要营养成分的功能
青椒	蛋白质、脂肪、碳水化合物、粗纤维、膳食纤维、维生素 A、维生素 B_1、维生素 B_2、维生素 B_6、维生素 C、钠、钾、钙、镁、磷、铁、锌、β-胡萝卜素、槲皮素、杨梅素、芹菜素、对香豆素	青椒富含维生素 C、槲皮素、杨梅素、芹菜素，是强力抗氧化剂，具有消除自由基的作用
西红柿	水分、蛋白质、脂肪、糖类、维生素 A、维生素 B_1、维生素 B_2、维生素 B_6、维生素 C、维生素 E、膳食纤维、粗纤维、钠、钾、钙、镁、磷、铁、锌、茄红素、β-胡萝卜素、槲皮素、对香豆素、葡萄糖二酸、山柰酚	西红柿的茄红素，是类胡萝卜素家族成员，抗氧化能力强，消除自由基或活性氧化物作用高，具有预防前列腺癌、大肠癌、胰腺癌发生的效用

（续表）

食物名称	营养成分	主要营养成分的功能
苦瓜	水分、蛋白质、脂肪、糖类、维生素A、维生素B_1、维生素B_2、维生素B_3、维生素B_6、维生素C、维生素E、粗纤维、膳食纤维、钠、钾、钙、镁、磷、铁、锌、皂素、苦瓜草、三草苷、苦萜素	苦瓜含有苦瓜草、三草苷、苦萜素等，能够刺激胰岛素分泌，降低血糖及体内发炎概率
丝瓜	水分、蛋白质、脂肪、糖类、维生素B_1、维生素B_2、维生素B_3、维生素C、维生素E、钾、钙、镁、铁、锌、磷、β-胡萝卜素、膳食纤维、粗纤维、芹菜素、槲皮素、杨梅素	丝瓜水分很多，约占95%，其中含大量维生素C，常被用来制成保养品，有“美人水”之称
玉米	水分、蛋白质、脂肪、糖类、维生素A、维生素B_1、维生素B_2、维生素B_3、维生素B_6、维生素C、维生素E、粗纤维、膳食纤维、钠、钾、钙、镁、磷、铁、玉米黄素、叶黄素、β-隐黄素、阿魏酸	玉米的玉米黄素、叶黄素，是抗氧化物质，能够预防白内障及视网膜病变，保护眼睛
卷心菜	水分、蛋白质、脂肪、糖类、维生素A、维生素B_1、维生素B_2、维生素B_3、维生素B_6、维生素C、维生素E、粗纤维、膳食纤维、镁、钙、磷、铁、锌、钠、钾、β-胡萝卜素、叶黄素、吲哚类、花青素、萝卜硫素、异硫氰酸苯乙酯、木犀草素、芹菜素、葡萄糖二酸	含有丰富的β-胡萝卜素、叶黄素、吲哚类、花青素，具抗氧化作用，特别是存在于紫甘蓝中的花青素非常丰富，能保护细胞免受自由基伤害，具有防癌作用

（续表）

食物名称	营养成分	主要营养成分的功能
菠菜	水分、蛋白质、脂肪、糖类、维生素A、维生素 B_1、维生素 B_2、维生素 B_3、维生素 B_6、维生素C、维生素E、粗纤维、膳食纤维、镁、钙、磷、铁、锌、钠、钾、钴、镍、锰、钼、β-胡萝卜素、叶黄素、槲皮素、葡萄糖二酸、谷胱甘肽	维生素A含量丰富，是预防夜盲症发生的重要营养素，并含有叶黄素及玉米黄素，三者协同作用，能有效预防视网膜退化
西蓝花	水分、蛋白质、脂肪、糖类、维生素A、维生素 B_1、维生素 B_2、维生素 B_3、维生素 B_6、维生素C、维生素E、粗纤维、膳食纤维、镁、钙、磷、铁、锌、钠、钾、β-胡萝卜素、叶黄素、葡萄硫素、吲哚类、山柰酚、槲皮素、杨梅素、木犀草素、异硫氰酸盐	植化素含量很高，像β-胡萝卜素、叶黄素、吲哚类、葡萄硫素、杨梅素、槲皮素，均是抗氧化剂，有防癌、保护心血管及预防黄斑病变的作用
地瓜叶	水分、蛋白质、脂肪、糖类、维生素A、维生素 B_1、维生素 B_2、维生素 B_3、维生素 B_6、叶酸、维生素C、膳食纤维、粗纤维、叶绿素、镁、钙、磷、铁、锌、钠、钾、β-胡萝卜素、杨梅素、槲皮素、芹菜素、山柰酚	地瓜叶的纤维质很高，常吃能够预防便秘，降低血中胆固醇，防止血管硬化；还含有β-胡萝卜素、杨梅素、槲皮素、芹菜素、山柰酚等抗氧化剂，可清除血管自由基，保持血管弹性

（续表）

食物名称	营养成分	主要营养成分的功能
茼蒿	水分、蛋白质、脂肪、糖类、维生素A、维生素B_1、维生素B_2、维生素B_3、维生素B_6、叶酸、维生素C、膳食纤维、粗纤维、叶绿素、镁、钙、磷、铁、锌、钠、钾、β-胡萝卜素、类黄酮、胆碱	含有丰富的纤维质，能帮助胃肠蠕动，预防便秘，降低胆固醇，促进血液循环；β-胡萝卜素量高，是维生素A的前驱物质，具有增强视觉的作用
空心菜	蛋白质、脂肪、糖类、水分、维生素A、维生素B_1、维生素B_2、维生素B_3、维生素B_6、维生素C、维生素E、粗纤维、膳食纤维、镁、钙、磷、铁、锌、钠、钾、β-胡萝卜素、叶绿素、叶黄素、玉米黄素	空心菜所含的粗纤维很丰富，具有促进肠蠕动、改善便秘的作用，并能增强肝脏胆固醇转化成酶的活力，降低血中的胆固醇，预防血管硬化
芦笋	水分、蛋白质、脂肪、糖类、粗纤维、维生素A、维生素B_1、维生素B_2、维生素B_3、维生素B_6、叶酸（维生素B_9）、维生素C、镁、钙、磷、铁、硒、锌、钠、钾、天门冬酰胺酸、芦丁、甘露聚糖	芦笋所含的叶酸很高，具有防癌及预防心血管疾病的作用，怀孕妇女宜多吃，能预防胎儿先天缺陷
地瓜	水分、蛋白质、脂肪、糖类、粗纤维、膳食纤维、维生素A、维生素B_1、维生素B_2、维生素B_6、维生素C、镁、钙、磷、铁、硒、锌、钠、钾、β-胡萝卜素、咖啡酸、绿原素、槲皮素	含有很高的β-胡萝卜素，能够快速修复DNA，与所含的绿原素、槲皮素搭配，有防癌作用

(续表)

食物名称	营养成分	主要营养成分的功能
白萝卜	水分、蛋白质、脂肪、糖类、粗纤维、膳食纤维、维生素 B_1、维生素 B_2、维生素 B_3、维生素 B_6、维生素 C、镁、钙、磷、铁、锌、钠、钾、槲皮素、木犀草酸、山柰酚、异硫氰酸盐	所含的硫化物来自4-甲硫基丁醇异硫氢酸盐及葡糖豆瓣菜素，有诱发癌细胞凋零作用，医学证实对消化道癌症效果颇佳
马铃薯	水分、蛋白质、脂肪、糖类、粗纤维、膳食纤维、维生素 B_1、维生素 B_2、维生素 B_6、维生素 C、维生素 E、镁、钙、磷、铁、锌、钠、钾、β-胡萝卜素、氯醛酸、菲汀酸	马铃薯皮含有丰富的氯醛酸(Chlorogenic Acid)，也是植化素的一种，与β-胡萝卜素、维生素C、维生素E具有交互作用，可预防细胞突变，具有抗氧化及防癌作用
胡萝卜	水分、蛋白质、脂肪、糖类、维生素A、维生素 B_1、维生素 B_2、维生素 B_3、维生素 B_6、维生素 B_{12}、维生素 C、维生素 E、粗纤维、膳食纤维、镁、钙、磷、铁、锌、钠、钾、α-胡萝卜素、β-胡萝卜素、β-隐黄素、叶黄素、茄红素、芹菜素、山柰酚、咖啡酸、绿原酸、对香豆酸	含有丰富的维生素A，搭配α-胡萝卜素、β-胡萝卜素，除有益眼睛的明亮及改善皮肤干燥、龟裂外，对于降低乳癌、膀胱癌、前列腺癌、大肠癌、食道癌发生率也有功效

（续表）

食物名称	营养成分	主要营养成分的功能
香菇	水分、蛋白质、脂肪、糖类、粗纤维、膳食纤维、维生素 A、维生素 B_1、维生素 B_2、维生素 B_3、维生素 B_6、叶酸、维生素 B_{12}、维生素 C、维生素 D、维生素 E、镁、钙、磷、铁、锌、钠、钾、硒、胡萝卜素、核酸、香菇嘌呤、香菇腺嘌呤、多糖体、麦角固醇	香菇的香味来自香菇嘌呤、香菇腺嘌呤，干燥之后香味更为浓郁，可促进胆固醇排出及代谢；多糖体是香菇所含的另一种物质，能够增强人体免疫功能，抑制癌细胞
木耳	水分、蛋白质、脂肪、糖类、粗纤维、膳食纤维、维生素 B_2、维生素 D、镁、钙、磷、铁、锌、钠、钾、腺嘌呤核苷	木耳胶质含量高，可帮助钙、铁及胶原蛋白的吸收，具有美白肌肤及抗氧化功效；另含有高量腺嘌呤核苷，对抑制血小板聚集，降低心、脑血管疾病发生率有帮助
蘑菇	水分、蛋白质、脂肪、糖类、粗纤维、膳食纤维、维生素 B_1、维生素 B_2、维生素 B_3、维生素 B_6、叶酸、维生素 C、镁、钙、磷、铁、锌、钠、钾、核酸、多糖体、寡糖	蘑菇纤维素很高，具有降低热量及吸收脂肪的作用，并含有多糖类物质，能增强淋巴球细胞活性，提高人体免疫功能
杏鲍菇	水分、蛋白质、脂肪、糖类、粗纤维、膳食纤维、维生素 A、维生素 B_1、维生素 B_2、维生素 B_3、维生素 B_6、叶酸、维生素 B_{12}、维生素 C、维生素 D、维生素 E、镁、钙、磷、铁、锌、钠、钾、硒、胡萝卜素、核酸、多糖体、寡糖	杏鲍菇所含的膳食纤维丰富，有降低热量及吸收脂肪的作用，缩短粪便在肠道内停留时间，是优质养生食材；且含有多糖类物质，可刺激人体抑制癌化细胞增殖，提高免疫功能

（续表）

食物名称	营养成分	主要营养成分的功能
番石榴	水分、蛋白质、脂肪、糖类、粗纤维、膳食纤维、维生素 A、维生素 B_1、维生素 B_2、维生素 B_3、维生素 B_6、叶酸、维生素 C、维生素 E、镁、钙、磷、铁、锌、钠、钾、硒、β-胡萝卜素、鞣花酸、杨梅素、芹菜素	所含维生素 C 比橘子高出 2 倍，能协助细胞间质胶原蛋白形成，促使皮肤健康，消除自由基；另含有丰富多酚，其中的杨梅素能够将血糖带入细胞，缓解饭后血糖的急速上升
奇异果	水分、蛋白质、脂肪、糖类、粗纤维、膳食纤维、维生素 A、维生素 B_2、维生素 B_3、维生素 B_6、叶酸、维生素 C、维生素 E、镁、钙、磷、铁、锌、钠、钾、β-胡萝卜素、叶黄素、玉米黄素、鞣酸、β-隐黄素	所含 β-胡萝卜素非常丰富，能够转化成维生素 A，有效预防夜盲症；搭配叶黄素、玉米黄素，可保护视网膜，有助视力提升
柠檬	水分、蛋白质、脂肪、糖类、粗纤维、膳食纤维、维生素 A、维生素 B_2、维生素 B_3、维生素 B_6、叶酸、维生素 C、维生素 E、镁、钙、磷、钠、钾、山柰酚、柠檬苦素、柠檬烯	维生素 C 很高，能干扰黑色素沉淀，具有美白肌肤的效果；另有丰富的柠檬苦素、柠檬烯，能有效排出体内废物，降低癌症发生率

（续表）

食物名称	营养成分	主要营养成分的功能
香蕉	水分、蛋白质、脂肪、糖类、粗纤维、膳食纤维、维生素A、维生素 B_2、维生素 B_3、维生素 B_6、叶酸、维生素C、维生素E、镁、钙、磷、钠、钾、槲皮素、芸香素、果寡糖	高钾低钠，能有效防止血压上升，降低中风概率，并有减少肌肉痉挛、强化肌力作用；所含果寡糖高，是肠道益生菌的养分来源，可提高益生菌数量，维持肠道健康
柑橘	水分、蛋白质、脂肪、糖类、粗纤维、膳食纤维、维生素A、维生素 B_2、维生素 B_3、维生素 B_6、叶酸、维生素C、维生素E、镁、钙、磷、钠、钾、β-胡萝卜素、葡萄二酸、叶黄素、桔皮素、川陈皮素、柠檬烯	含有大量维生素C，可保护维生素A、维生素E及多元不饱和脂肪酸不受到氧化，可清除自由基，促进新陈代谢，延缓细胞老化
木瓜	水分、蛋白质、脂肪、糖类、粗纤维、膳食纤维、维生素A、维生素 B_1、维生素 B_2、维生素 B_3、维生素 B_6、叶酸、维生素C、镁、钙、磷、钠、钾、锌、β-胡萝卜素、茄红素、β-隐黄素	丰富的木瓜酵素是一种蛋白质分解酵素，未成熟木瓜含量最多，能够分解糖类、脂质、蛋白质，有助改善消化道不适症，具有消炎、抗菌作用

（续表）

食物名称	营养成分	主要营养成分的功能
葡萄柚	水分、蛋白质、脂肪、糖类、粗纤维、膳食纤维、维生素A、维生素B_1、维生素B_3、维生素B_6、叶酸、维生素C、维生素E、果糖、镁、钙、磷、钠、钾、铁、锌、肌醇、β-隐黄素、β-胡萝卜素、茄红素、柚素、柠檬烯、柠檬黄素、柠檬苦素、槲皮素、山柰酚、β-麦胚固醇、阿魏酸、谷胱甘肽	含有非常丰富的植化素，像β-隐黄素、β-胡萝卜素、茄红素、柚素、柠檬烯、柠檬黄素等，均为抗氧化剂，能清除自由基，预防癌症发生，同时降低体内胆固醇合成与血液中的甘油三酯
凤梨	水分、蛋白质、脂肪、糖类、粗纤维、膳食纤维、维生素A、维生素B_1、维生素B_2、维生素B_3、维生素B_6、叶酸、维生素C、果糖、镁、钙、磷、钠、钾、铁、锌、类胡萝卜素、凤梨酵素、柠檬酸、草酸	丰富的凤梨酵素也是一种蛋白分解酵素，能将大分子蛋白质分解为小分子氨基酸，帮助消化及吸收利用；另有丰富的柠檬酸，能够促进新陈代谢，消除疲劳和增加食欲，还具有抗发炎特性
苹果	水分、蛋白质、脂肪、糖类、粗纤维、膳食纤维、维生素A、维生素B_1、维生素B_3、维生素B_6、叶酸、维生素C、维生素E、果糖、镁、钙、磷、钠、钾、铁、锌、花青素、前花青素、β-胡萝卜素、槲皮素、杨梅素、芸香素、阿魏酸、果胶	所含植化素可以用“宝藏”二字形容，如类黄酮素、类胡萝卜素、多酚酸，有增强抵抗力、降低血胆固醇、保持血管弹性及调整血糖的作用

（续表）

食物名称	营养成分	主要营养成分的功能
葡萄	水分、蛋白质、脂肪、糖类、粗纤维、膳食纤维、维生素 B_1、维生素 B_3、维生素 B_6、维生素 C、维生素 E、镁、钙、磷、钠、钾、铁、锌、花青素、前花青素、槲皮素、鞣花酸、白藜芦醇、没食子酸、对香豆酸、山柰酚、杨梅素、绿原酸	葡萄籽含有丰富的前花青素（OPC），是优秀的抗氧化剂，具有清除自由基的作用；葡萄皮含有白藜芦醇，也是抗氧化剂，能提高人体免疫力
青葱	水分、蛋白质、脂肪、糖类、粗纤维、膳食纤维、维生素 A、维生素 B_1、维生素 B_2、维生素 B_3、维生素 B_6、叶酸、维生素 C、维生素 E、镁、钙、磷、铁、锌、钠、钾、有机硫化物、谷胱甘肽、蒜素、苹果酸、磷酸糖	硫化物能让葱有香味，可提高体内排除致癌物质的酵素活性，抑制肠胃道细菌将硝酸盐转变为亚硝酸盐，预防癌症
辣椒	水分、蛋白质、脂肪、糖类、粗纤维、膳食纤维、维生素 A、维生素 B_1、维生素 B_2、维生素 B_3、维生素 B_6、叶酸、维生素 C、镁、钙、磷、铁、锌、钠、钾、叶绿素、β-胡萝卜素、辣椒素、西松烯	辣椒素是辣椒的辣味来源，能刺激分泌消化液，促进肠胃蠕动，也能刺激交感神经，促进血液循环
姜	水分、蛋白质、脂肪、糖类、粗纤维、膳食纤维、维生素 B_2、维生素 B_3、维生素 B_6、维生素 C、镁、钙、磷、铁、锌、钠、钾、β-胡萝卜素、辣椒素、姜烯	姜烯是姜的辣味成分，能促进食欲及新陈代谢，还有排汗、止吐功能

（续表）

食物名称	营养成分	主要营养成分的功能
洋葱	水分、蛋白质、脂肪、糖类、粗纤维、膳食纤维、维生素 A、维生素 B_1、维生素 B_2、维生素 B_3、维生素 C、维生素 E、镁、钙、磷、铁、锌、钠、钾、槲皮素、木犀草素、山柰酚、烯丙基丙基二硫醚	含特殊的寡糖，有效帮助肠道益生菌繁殖，减少坏菌滋生，还含有硫化合物，具有抗氧化效果，可延缓细胞老化
大蒜	水分、维生素 A、维生素 B_2、维生素 B_3、维生素 B_6、维生素 C、膳食纤维、钾、钙、磷、镁、钠、铁、锌、大蒜素、柠檬醛、芳樟醇、α-水芹烯、β-水芹烯、丙醛、戊醛烯丙基二硫醚	大蒜素是大蒜臭味活性成分，具有抑制真菌和细菌的作用，且可阻断亚硝胺在体内合成，达到抑制肿瘤效果；还含有硒、锗等微量矿物质，有抑制亚硝酸盐转变成亚硝酸胺的作用，能预防癌细胞质变
牛奶	水分、蛋白质、脂肪、糖类、维生素 A、维生素 B_1、维生素 B_2、维生素 B_6、维生素 B_{12}、维生素 E、钾、钙、磷、镁、钠、铁、锌	所含的钙质丰富，有助骨质生长，还能帮助铁质吸收，改善贫血
酸奶	水分、蛋白质、糖类、维生素 A、维生素 B_1、维生素 B_2、维生素 B_6、维生素 B_{12}、钾、钙、磷、镁、钠、锌	酸奶中含有对肠道蠕动有益的乳酸菌，能提高益生菌数量，抑制坏菌滋生

（续表）

食物名称	营养成分	主要营养成分的功能
鸡蛋	水分、蛋白质、糖类、胆固醇、维生素 A、维生素 B_1、维生素 B_2、维生素 B_3、维生素 B_6、维生素 B_{12}、维生素 E、钾、钙、磷、镁、钠、锌、卵磷脂	所含的卵磷脂、维生素 A 及维生素 B 群，有助神经系统的维护及提升脑部功能
咸鸭蛋	水分、蛋白质、糖类、胆固醇、维生素 A、维生素 B_1、维生素 B_2、维生素 B_3、维生素 B_6、维生素 B_{12}、维生素 E、钾、钙、磷、镁、钠、锌	含有丰富钙质，是新鲜蛋类的 3 倍，有预防骨质疏松之效，但含钠太多，肾脏病、高血压患者宜少食用
皮蛋	水分、蛋白质、糖类、胆固醇、维生素 A、维生素 B_1、维生素 B_2、维生素 B_3、维生素 B_6、维生素 B_{12}、维生素 E、钾、钙、磷、镁、钠、锌	蛋白质已分解成小分子氨基酸，有助人体吸收，又富含铁质，能改善缺铁性贫血
糙米	水分、蛋白质、脂肪、糖类、胆固醇、膳食纤维、维生素 B_1、维生素 B_2、维生素 B_3、维生素 B_6、维生素 E、钾、钙、磷、镁、钠、锌	含丰富维生素 B 群及维生素 E，具有促进血液循环、新陈代谢及消除疲劳、安抚情绪的功效
燕麦	水分、蛋白质、脂肪、糖类、胆固醇、膳食纤维、维生素 B_1、维生素 B_2、维生素 B_3、维生素 B_6、维生素 E、钾、钙、磷、镁、钠、锌、β-聚葡萄糖、亚麻油酸、次亚麻油酸	β-聚葡萄糖及膳食纤维会促使胆酸排出，降低胆固醇，减少心血管疾病的概率

（续表）

食物名称	营养成分	主要营养成分的功能
小麦	水分、蛋白质、脂肪、糖类、胆固醇、膳食纤维、维生素 B_1、维生素 B_2、维生素 B_3、维生素 B_6、维生素 E、钾、钙、磷、镁、钠、锌	小麦的胚芽含有丰富的天然维生素 B 群、维生素 E，可促进新陈代谢，增强体力
核桃	水分、蛋白质、糖类、脂肪、胆固醇、膳食纤维、维生素 B_1、维生素 B_2、维生素 B_3、维生素 B_6、维生素 E、钾、钙、磷、镁、钠、锌、铁、多酚	含不饱和脂肪酸及纤维，食用后有饱腹感，可控制体重，避免形成肥胖
腰果	水分、蛋白质、糖类、脂肪、胆固醇、膳食纤维、维生素 B_1、维生素 B_2、维生素 B_3、维生素 B_6、维生素 E、钾、钙、磷、镁、钠、锌、类胡萝卜素、亚麻油酸、次亚麻油酸	富含类胡萝卜素，具有抗氧化能力，可消除疲劳，延缓老化；亚麻油酸、次亚麻油酸有助预防心血管疾病及动脉硬化
猪肉	水分、蛋白质、糖类、脂肪、胆固醇、维生素 B_1、维生素 B_2、维生素 B_3、维生素 B_6、维生素 B_{12}、维生素 E、钾、钙、磷、镁、钠、锌	含有动物性蛋白质，是身体正常发育所必需；所含脂肪是饱和脂肪酸，提供人体所需热量；丰富的维生素 B_1 可促进新陈代谢，预防末梢神经炎
牛肉	水分、蛋白质、脂肪、胆固醇、维生素 B_1、维生素 B_2、维生素 B_3、维生素 B_6、维生素 B_{12}、维生素 E、钾、钙、磷、镁、钠、锌	牛肉铁质丰富，可预防缺铁性贫血；蛋白质的氨基酸符合人体比例，能促进人体发育

（续表）

食物名称	营养成分	主要营养成分的功能
羊肉	水分、蛋白质、脂肪、胆固醇、维生素 B_1、维生素 B_2、维生素 B_3、维生素 B_6、维生素 B_{12}、维生素 E、钾、钙、磷、镁、钠、锌	羊肉钙质丰富，有预防骨质疏松的作用；铁质很高，可促进血液循环，是冬季温补的优良肉品
鸭肉	水分、蛋白质、脂肪、胆固醇、维生素 B_1、维生素 B_2、维生素 B_3、维生素 B_6、维生素 B_{12}、维生素 E、钾、钙、磷、镁、钠、锌	鸭肉富含维生素 B 群、维生素 E，能消除疲劳，帮助神经循环正常
吴郭鱼	水分、蛋白质、脂肪、胆固醇、维生素 B_1、维生素 B_2、维生素 B_3、维生素 B_6、维生素 B_{12}、维生素 E、钾、钙、磷、镁、钠、锌	所含蛋白质为优良蛋白质，能够增强体力及促进正常发育，并含有胶原蛋白，具有延缓老化的作用
虾	水分、蛋白质、脂肪、胆固醇、维生素 B_1、维生素 B_2、维生素 B_3、维生素 B_6、维生素 B_{12}、维生素 E、钾、钙、磷、镁、钠、锌、甲壳素、虾青素、牛磺酸	含有丰富维生素 A，可保护眼睛；虾青素是抗氧化剂，具有延缓老化的作用；丰富的维生素 B 群有消除疲劳、增强体力功效
鲑鱼	水分、蛋白质、脂肪、胆固醇、维生素 B_1、维生素 B_2、维生素 B_3、维生素 B_6、维生素 B_{12}、维生素 E、钾、钙、磷、镁、钠、锌、ω-3 脂肪酸（EPA、DHA）	鲑鱼所含的脂肪属于中链脂肪酸，有预防心血管疾病的作用，还提供必需脂肪酸 EPA 及 DHA，有清血、降低胆固醇的效果

（续表）

食物名称	营养成分	主要营养成分的功能
金枪鱼	水分、蛋白质、脂肪、胆固醇、维生素 B_1、维生素 B_2、维生素 B_3、维生素 B_6、维生素 B_{12}、维生素 E、钾、钙、磷、镁、钠、锌、ω-3 脂肪酸（EPA、DHA）	金枪鱼脂肪含有丰富的 EPA、DHA，有助预防心血管疾病；所含的蛋白质为高蛋白，适合人体生长之需
牡蛎	水分、蛋白质、脂肪、胆固醇、维生素 B_1、维生素 B_2、维生素 B_3、维生素 B_6、维生素 B_{12}、维生素 E、钾、钙、磷、镁、钠、锌、牛磺酸	丰富的钙和锌，具有强化骨骼、牙齿之效，且能促进生长发育及提升免疫能力

第6招
定期、完整、不过当的6项健康检查要诀

6.1　要有数字观念

6.2　5组会说话的健康数字

6.3　你知道这些体检名词吗?

6.4　哪些是必要体检项目?

6.5　CT对于筛检肺癌最有效?

6.6　健康检查仪器的辐射量

医疗科技日新月异，已有越来越多的疑难杂症可借由健康检查早期发现、进而早期治疗，以避免遗憾发生。但是，有些平常自己就可以监控的数字则要时时注意，因为这些数字的增减或起伏变动，很可能代表身体出现异状，这时，最好去做个检查确认病因。

但很多人都有疑问，什么时候该做健康检查？多久做一次？该做的检查项目又是什么？自费的项目很多，有必要做这么多吗？

另外，健康检查完毕后，千万不能置之不理，还要针对已经发生的疾病做治疗、未发生但可能发生的做预防。

6.1 要有数字观念

什么是数字？我指的是能够反映身体健康的数据，如身高、体重、血压、血糖等。为何要有数字观念？因为这与我们的身体健康状况有密切关系。当我们每天关注股票涨跌时，是否也应该关注一下我们的身体健康数字呢？

现代医学已高度发达，各类精密检测仪器可协助民众提早发现病因，尽速治疗，使我们不必再像古人一样只能凭感觉去揣摩了。

史书记载唐高宗李治经常头痛，因而视力模糊，以现代医疗知识推测可能是由高血压或中风引起。《红楼梦》里描写女主角林黛玉时常咯血，那应该就是肺结核，这些疾病缠身的历史名人，如果出生在现代，利用先进的医学仪器做检测，就能立刻得出结论并且对症下药。

古人对身体发出的信号只能感受一个大致的范围，比如发烧、头昏、头痛等，却无法说出确切数字，到底烧到多少度、血糖值降到多少……但养生保健不能凭感觉，如果等到身体出现恶化再寻找就医途径，往往已失去及早治疗的先机，特别是许多重大疾病在发病初期根本毫无征兆，发病时已属中晚期。

2009 年 5 月，台湾地区领导人萧万长被诊断出罹患期别 IIIB 的肺癌，这并非是因为他身体不舒服才发现的，而是在做例行健康检查时被检测出来的。肺癌可分为四期，第四期就是远端器官转移，即末期癌症；IIIB 等级，就是倒数第二阶段的末期癌症，而萧万长到IIIB期时依然毫无症状，需靠体检才能查出，充分显现出例行体检的重要性。

医学技术虽然日新月异，但有些疾病到了中晚期以后，医生也是束手无策，因此预防绝对胜于治疗，平常一定要严格监控数字。有些数字可自行在家测量，如体重、腰围、脖围及血压，甚至包括血糖。但有些就得求助医疗院所，进行全身健康检查。透过双向数字的确认，才能随时掌握自己的健康状况，实时作出因应之道。

6.2　5组会说话的健康数字

投资理财者，常会记着自己的银行存款有多少、手中股票或期货的涨跌点。套用在养生者的身上，则应重视自己的健康数字。

胆固醇攸关心血管健康，高血压可能会引发中风，BMI值与肥胖有关，骨质密度和骨折有关联性，解读这些“身体密码”并不难，平时只要靠测量就能正确掌握，而且并不需要高科技精密仪器，只要简单设备就能自行测出。以下BMI、体脂肪、腰围（腹围）、脖围、血压5项健康数字，大家可以自行监控、测量及判读。

◆BMI是什么？

BMI（Body Mass Index），可称为“体格指数”或“身体质量指数”，是计算理想体重、判断肥胖与否的标准之一。BMI值分为6阶段（表33），根据国内外多项研究指出，体重过重者、轻度肥胖者、中度肥胖者，容易患高血压、心血管疾病、退化性关节炎、女性不孕症；达到重度肥胖时，会大幅提高糖尿病、心血管与肝肾疾病的罹患率；BMI超过35的重度肥胖，则属于病态肥胖。

BMI不只是肥胖标准，更涉及诸多与肥胖有关的重大疾病，甚至关系到寿命长短。2005年，费尔迦博士（Katherine M. Flegal Ph. D.）的一项实验研究指出，BMI超过30的人会缩短寿命。2009 年 3 月 8 日，《刺胳针》（*Lancet*）期刊上有一篇由美国华盛顿大学健康度量评估研究所（Institute for Health Metrics and Evaluation）所做的探讨 BMI 与死亡率的研究，再度证实这项发现，指出 BMI 在 30～35 者比在正常范围内者，寿命平均缩短 2～4 年；BMI 在 40～45 者，寿命则会缩短 8～10 年。

表 33　BMI 值

分　级	BMI 值
体重过轻	BMI< 18.5
正常范围	18.5≤ BMI < 24
过　　重	24≤ BMI < 27
轻度肥胖	27≤ BMI < 30
中度肥胖	30≤ BMI < 35
重度肥胖	BMI≥ 35

如何自行测量？

很简单，只要知道自己的身高与体重即可进行计算。公式如下：

BMI＝体重（千克）÷身高^2（米）

我们也可根据 BMI 的标准值 22，反推出自己的标准体重应为多少。

身高^2（米）×22＝标准体重（千克）

正常体重＝标准体重±10%

BMI 提高时，罹癌率也会跟着提高。另外，该项研究还发现，BMI在正常范围内的男女，之后的8年内死亡率最低，BMI值每增加3，死亡率风险就会增加30%。死亡率增高的主因来自心血管疾病、糖尿病与肝肾疾病。

2002年台湾地区营养健康调查资料显示，当BMI提升到24以上时，罹患代谢症候群的风险会开始明显增加，BMI值在27以上者约有85%（或更多）的人被代谢症候群所扰，而BMI值在24以下的成人，70%女性与68%男性并没有该项病征。

数字会说话！

BMI的计算公式放诸四海皆准，但判读会随国家与种族的不同而不同，比如高加索人（白人）BMI超过30才叫过重，台湾人BMI超过27就叫过重。

◆体脂肪率是什么？

体脂肪率是指人体里脂肪组织所占全身重量的比率，和BMI一样，是判断肥胖的标准之一，通常与BMI共同解读。BMI与体脂肪率最大的差异是，BMI只能判断身体是否过重，无从得知体内脂肪的累积量，但体脂肪率可以让你清楚了解体内脂肪占多大的比例，是评估“肌肉男”还是“泡芙族”最准确的方法。

需要厘清的是，外表看起来肥胖的人，体脂肪率未必偏高。日本相扑选手各个魁梧粗壮，但体脂肪率大都控制在20%以内；瘦弱的人的体脂肪率未必就低，有些不是很胖的人，因为平时不运动反而容易囤积脂肪，甚至高达40%，这就是所谓的“隐藏性肥胖”，身体里面都是油，健康状况极差。

过高的体脂肪率和数值大的BMI一样，会导致各种与肥胖相关的慢性疾病，如糖尿病、高血压、高血脂等。

数字会说话！

脂肪具有固定、支撑及保护内脏的作用，而且冬天可以保暖，荒年可以挨饿。正常人的体内约有四分之一是脂肪，女性又多于男性，年纪愈大者，体脂肪率愈高。成年男性的体脂肪率不要超过23%、女性不要超过27%，若男性体脂肪率超过25%、女性超过30%，就称为肥胖，不论BMI是否超过。发现体脂肪率过高时，最好尽速检测血压、血糖、肝功能等数字，它们皆与肥胖息息相关，可以及早进行防治。更重要的是要加强运动，将肥油脱去，以维持适当比例。

表34 标准的体脂肪率范围

性 别	年 龄	标准值范围
男性	18～30岁	14%～20%
	30～69岁	17%～23%
女性	18～30岁	17%～24%
	30～69岁	20%～27%

制表人：潘怀宗

如何自行测量？

可购买体脂计自行测量，其外形与用法大抵与体重计相同。

体脂肪率的高低，除了平日随着基本周期有波动之外，也可能受到饮食、月经、疾病的影响，甚至连运动、淋浴引起的身体湿度变化，也会影响体脂肪率的数字，所以测量体脂的最好时间是早上空腹与晚上睡前这两个时段，通常前者会比后者更高一些。

体脂计测量体脂肪，是利用低电压电流先测出身体的电阻，再换算出体脂率。原理是人体组织内的脂肪不导电，非脂肪的部分有70%为水，可以导电，所以，电阻越大，代表体脂肪率越高。

市售体脂计检测比较

体脂计检测体内脂肪，透过脚踏板或握把手的电极送出低电压电流，绕经下半身或上半身，因此会得出这两个部位的体脂肪比例。目前市面上常见的家用体脂计，主要有基础型（脚踏）与手握型（脚踏+手握）两种；两者都可同时测量体重、体脂肪率。至于以前只有手握的体脂计，因测量数据误差太大，目前已被淘汰、不再使用。

不论脚踏或手握式，两者测出的数值都差不多。不过，手握式的通常拥有较多的选项，例如可测量内脏脂肪、体内年龄、基础代谢率等。

◆腰围代表什么?

腰围也是评估肥胖的标准之一，它反映出脂肪囤积在腹部的情况，更是检测腹部皮下与脏器脂肪组织（Visceral

Adipose Tissue，VAT）含量的指标。腹部脂肪一旦堆积过多，就被称为内脏型肥胖，又名危险型肥胖，会引发新陈代谢症候群，比如脂肪肝、高血压、高血脂、高血糖等。2009 年 3 月，美国《呼吸及急诊医学》杂志刊登法国一项 12 万人参与的研究，指出啤酒肚会压迫横膈膜，导致肺部无法伸展，影响呼吸。

数字会说话！

在台湾，女性标准腰围应小于 80 厘米，男性腰围应小于 90 厘米，超过此一标准就称为啤酒肚。有研究指出，有啤酒肚的人，腰围每增加 1 厘米，罹患高血压、心脏病、糖尿病的风险就会增加 2%～6%。

腰围比 BMI 值更能反映出代谢症候群与心血管疾病、糖尿病的罹患危险性。加拿大研究发现，有啤酒肚者，患急性心肌梗死的概率高过 BMI 值超过 27 的人。另外一项研究也显示，代谢症候群个案约有八成是腹部肥胖，四成为 BMI 值过高，腰围过粗者，有一半概率会患上代谢症候群，若再加上血压高，风险更是攀升到 75%。腰围每增加 1 厘米，男性得代谢症候群概率上升到 14%，女性上升到 5%。腰围超过 100 厘米的男性，患上Ⅱ型糖尿病的概率是正常男人的 12 倍。

另外，潘老师必须提醒，腰围变粗未必全然因为肥胖，有可能是怀孕、腹水或妇科疾病所致，若发现数字有异常现象，应尽快到医院检查。

如何自行测量？

①准备一卷软皮尺。

②除去覆盖在腰腹部位的厚重衣物，轻松站立。

③软皮尺绕过腰部，置于肋骨最低处与骨盆最高处的中间。

④维持正常呼吸，在吐气结束时测量腰围。

注意事项：测量时，皮尺不宜绕得太松或太紧。

◆脖围代表什么？

脖围当然是指脖子的粗细。脖子上通脑部、下接心脏，此处出现肥胖（包含双下巴）症状，代表上半身脂肪累积的程度，因此脖子粗是上半身肥胖的“恶性指标”，与心脏病和中风有密切关联。

脖围与腰围一样，愈粗愈会提高罹患心脏病的风险。不管腰围多少，如果脖子粗又加上游泳圈体型，风险更高。美国佛雷明罕（Framingham）心脏学会研究显示，腰围较细，但脖子粗大者，比脖子细的人更容易罹患心脏病，睡眠呼吸终止症也常见于脖围大于43厘米的人。

数字会说话！

佛雷明罕心脏研究基金会检测了3300名平均51岁的男女，该研究指出，男性平均脖围不超过40.5厘米、女性平均脖围不超过34.2厘米，脖围每增加3厘米，就会对健康产生以下影响：

①血液中高密度脂蛋白（high-density lipoprotein，HDL，俗称好的胆固醇）比例会变少，男性减少2.2mg/dl、女性减少2.7mg/dl，但不影响坏胆固醇（LDL）的比例。

②血糖（blood glucose）浓度会增高，男性增加血糖 3.0 mg/dl、女性增加 2.1mg/dl。

好的胆固醇能将坏的胆固醇带离细胞，并送回肝脏分解，而正常的空腹血糖浓度应该在 100mg/dl 以内，但是脖子粗的人，血液中的好胆固醇比例降低、血糖浓度又增加，因而会比脖子细的人容易引发心血管病变。

如何自行测量？

①准备软皮尺。

②眼睛直视前方，保持脖子直立状态。

③将皮尺围绕脖子一圈，测量出脖子的粗细。

注意事项：测量时，皮尺围绕脖子时需适中，不要过松或过紧。

◆血压的标准值是什么？

血压（blood pressure）是指血液流动时施与血管的压力，一般是指主动脉压，又分为收缩压与舒张压两项数据。当心脏收缩时，主动脉压产生的最高血压称为收缩压；当心脏舒张时，血管内的血液流入右心房，血管壁承受的压力最低，称为舒张压。

高血压与中风、心肌梗死等心脑血管病变息息相关，也会严重伤害肾脏与眼睛健康，导致肾功能不全、尿毒症、动脉硬化性网膜症等。

高血压是可以预防及控制的慢性病，却因人们平日忽略健康数字最后酿成重症，因而被封为“沉默的健康杀手”。

表 35　高血压的定义（单位：mmHg）

1999 年世界卫生组织的标准		意义	2007 年台湾地区卫生部门修订新标	
收缩压	舒张压		收缩压	舒张压
140	90	正常血压值	120	80
		前期高血压	120～139	80～89
140～159	90～99	第一期高血压		
≥160	≥100	第二期高血压		

制表人：潘怀宗

数字会说话！

世界卫生组织建议的血压值标准，正常成人收缩压应小于或等于 140 mmHg，舒张压小于或等于 90 mmHg，近年来，台湾地区卫生部门将此数据做出了更严密的定义。

第一期高血压患者，必须至医院就诊，定期服用药物控制血压，第二期病患得吃两种以上的降压药。前期高血压已列入高危险群，虽不用就诊，但要做预防工作。收缩压经常高于 120mmHg 或舒张压超过 80mmHg 的朋友，必须定期测量血压。

如何自行测量？

血压最好在家心情放松时测量，每天早晚可以掌握最新数字，也可以避免到医院时，一看到医护人员就紧张而导致血压升高。

准备血压计，建议使用能够简单操作的手臂式电子血压计。

①测量前半小时内避免抽烟、喝刺激性饮料或吃饭，也不要运动，最好能休息 20～30 分钟，以放松心情。

②找个安静的地方，坐或卧皆可，两脚平放，肘部及前臂自然轻松地置于与心脏大致平行的桌面。

③血压计气囊（袖袋）包在上臂三分之一的高度，下缘离肘窝有 2~3 厘米，别绑得过松或过紧。

注意事项：

●手臂式的电子血压计离心脏较近，测量数值比手腕式更准确。

潘怀宗健康讲座

冠状动脉钙化检查，女性可以不做

冠状动脉粥状硬化的主因与脂肪和钙质沉积在冠状动脉管壁内有关，钙化会在硬化初期出现，随着年龄增长，钙化程度会愈来愈严重，发生心脏病的可能性就愈大。传统预测心脏病的发生风险，是依据性别、年龄、总胆固醇值、低密度脂蛋白胆固醇值、吸烟及收缩血压值判定，之后再利用计算机断层做心脏冠状动脉钙化分析；但荷兰伊拉斯莫斯医学中心（Erasmus Medical Center）胡宁克医师（Dr. Myriam Hunink）在美国心脏病学会期刊发表的研究指出，男性利用计算机断层分析作为预测心脏病发生风险，很符合经济效益，但对女性来说，健康的生活方式加上药物治疗的效果与计算机断层检查后再治疗的效果差不多，因此保持健康生活最为重要。

6.3 你知道这些体检名词吗？

◆胆固醇是什么？

胆固醇是人体不可或缺的一种脂质，血液中的胆固醇经常被提及的有两种：

● **低密度脂蛋白（low-density lipoprotein，LDL）所载送的胆固醇**：体内的胆固醇主要由LDL运送到全身，过多会对人体不利，造成血管堵塞硬化，因此又被称为坏的胆固醇。

● **高密度脂蛋白（high-density lipoprotein，HDL）所载送的胆固醇**：将胆固醇从细胞带回到肝脏分解，并可将粘在血管壁上多余的胆固醇送回肝脏，有保护血管的功能，因此被称为好的胆固醇。

血中胆固醇若累积太多时，会导致血管壁出现发炎反应、加速动脉粥状硬化，是引发心脑血管病变的头号杀手！

数字会说话！

血中胆固醇的正常范围值应介于130~200mg/dl之间，其中再细分为好的胆固醇与坏的胆固醇比值。好的胆固醇低于35 mg/dl时，需要做进一步检查，当坏的胆固醇超过160mg/dl时，就是胆固醇过高，也就是说，HDL不可太低，也不能太高。

胆固醇值过高，可能是家族性高胆固醇血症、继发性高胆固醇血症所引起，也可能是由糖尿病、甲状腺机能低下、末端肥大症、脂肪肝、肾病变或肥胖等其他疾病引起，需要就医治疗。

胆固醇值过低，可能是由肝硬化、甲状腺功能亢进、营养失调引起，但低于120mg/dl时，需检查肝脏、调查家族病史。

体检的注意事项

- 抽血检查甘油三酯，至少要空腹12小时以上。
- 年满40岁一定要定期进行血脂检测。

40岁以下：每2~3年检查一次。

40~49岁：每1~2年检查一次。

50岁以上：每一年检查一次。

- 高危险群则要每半年就检查一次。

表36 血脂异常数据

分 类	血浆脂类浓度
高胆固醇血症	总胆固醇（tc）≥200mg/dl
混合型高脂血症	总胆固醇（tc）≥200mg/dl 甘油三酯（tg）≥200mg/dl
高甘油三酯血症	甘油三酯（tg）≥200mg/dl

制表人：潘怀宗

◆什么是GOT、GPT？

GOT、GPT是肝细胞制造最多的两种酵素；当肝脏发炎、肝细胞坏死时，GOT、GPT就会进入血液，造成指数升高。所以，这两项数字主要用来观察肝脏是否有发炎与受损，虽然即使该指数正常也无法保证肝脏所有功能都属正常，但却是健康检查的必备项目。

一般来说，脂肪肝会引起肝细胞肿胀甚至坏死，使肝功能指数上升；猛爆性肝炎会因为肝细胞大量坏死，导致肝指数暴增。此外，病毒性肝炎（A、B、C、D、E 型肝炎）、甲状腺功能亢进、急性心肌梗死、肝癌、贫血或血压降低时，都会提高以上两项数字。

表 37　GOT、GPT 值简单看

GPT	GOT	一般意义
≤40U/L	≤40U/L	正常值
41～100U/L	41～100U/L	轻微发炎
≥2000		猛爆性肝炎

制表人：潘怀宗

◆什么是胎儿蛋白 AFP?

甲型胎儿蛋白（α-Feto Protein）是重要的肿瘤标志物，可用来诊断早期肿瘤。正常值为≤20ng/ml。

◆什么是各种病毒型肝炎检查?

台湾盛行的 B 型与 C 型肝炎属于病毒型肝炎，分别有 7% 及 20%的患者最后可能死于肝癌，关于肝炎的抗体或抗原检测，皆以+、-（正负或阴阳）做表示。

体检的注意事项

当发现 GOT、GPT 异常时，应该寻求肝胆专科医生的协助，并做一次完整的肝脏功能检查。

表38　B型与C型肝炎的检测

项　目	阳性反应（+）	阴性反应（-）
B型肝炎表面抗原（HBsAg）	遭B型肝炎感染后，未能将病毒清除。若不是6个月内遭到感染，就是慢性的B型肝炎带原者	正常
B型肝炎表面抗体（Anti-HBs）	曾遭B型肝炎病毒感染、体内有抗体，从此不必担心再次遭受感染	从未受感染，建议施打疫苗，或已带原
C型肝炎抗体（Anti-HCV）	曾感染C型肝炎病毒，并不代表有抵抗力，建议做进一步检测	从未受感染

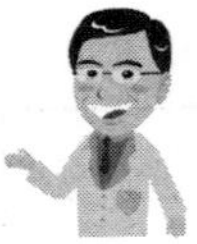

改善肾功能新药

台湾地区卫生研究院许志成博士在 2006 年所做的研究指出，台湾 20 岁以上民众有 6.9%（约 150 万人）罹患第三至五期慢性肾脏病（美国则是 4.6%），其中只有 10%的民众知道自己罹患肾脏病，每年约有 6000 位慢性肾脏病患者需要开始洗肾，目前洗肾人口约 5 万~6 万人。糖尿病病人中有初期肾病变（微量蛋白尿 ACR）的比率是 27.4%，根据推测，台湾有 140 万糖尿病的人口，可能约有 38 万人有初期肾病变。

由美商雅培药厂（Abbott）及瑞亚塔制药公司（Reata）共同研发的抗发炎新药——巴多佐罗（Bardoxolone Methyl），在知名《新英格兰医学期刊》(*The New England Journal of Medicine*) 发表第二期临床试验结果指出，巴多佐罗可以改善罹患第三至五期慢性肾脏病的糖尿病病人肾脏功能指数（GFR），使用 75 毫克（mg）以上剂量的病人比使用安慰剂的病人提高近 30%的肾功能指数（GFR），对肾功能衰退的人来说，无疑是福音。

唯此药仍在临床试验阶段，待核准上市还需要一段时间。

6.4 哪些是必要体检项目?

对于自费的健康检查，一般大型诊所或医院都会提供整套体检项目，只需花半天至一天的时间，除了一般的身高、体重、脉搏、血压、视力、辨色力与胸围、腰围之外，还包含下表的项目。

表 39 自费健康检查项目

类 别	项 目	主要检查目的
血液检查	白细胞计数（WBC）、红细胞计数（RBC）、血红蛋白含量（HB）、红细胞比容值（HCT）、红细胞平均体积（MCV）、红细胞平均血红蛋白量（MCH）、红细胞平均血红蛋白浓度（MCHC）、血小板计数（PLT）	贫血、血液病变或感染、凝血功能异常
血糖检查	饭前血糖（AC Sugar）	糖尿病的诊断依据之一
血脂肪检查	甘油三酯（TG）、总胆固醇（C-HOL）、高密度脂蛋白（HDL）、低密度脂蛋白（LDL）	心脏血管硬化因子、血脂代谢异常
尿液检查	尿液外观、尿糖、尿胆红素、尿比重、尿蛋白、尿胆原、尿血、酸碱度、亚硝酸盐、白细胞、尿酮体	泌尿道感染、糖尿病、肾脏疾病
粪便检查	潜血反应（Stool OB）、寄生虫卵	肠胃道出血或寄生虫感染

（续表）

类　别	项　目	主要检查目的
癌症指数	癌胚胎抗原检查（CEA）	消化道癌、大肠直肠癌
	肿瘤标记（CA-199）	肠胃道癌、胰脏癌
	α-胎儿蛋白（AFP）	慢性肝病及肝癌
	前列腺特异抗原（PSA，限男性）	前列腺癌
	肿瘤标记（CA-125，限女性）	卵巢癌
病毒性肝炎筛检	B 型肝炎表面抗原（HBsAg）	B 型肝炎
	B 型肝炎表面抗体（Anti-HBs）	有无 B 型肝炎抗体
	C 型肝炎抗体（Anti-HCV）	C 型肝炎
肝功能检查	谷丙转氨酶/天门冬氨酸氨基转移酶（SGOT/AST）、谷丙转氨酶/丙氨酸氨基转移酶（SGPT/ALT）、碱性磷酸酶（ALP）、谷氨酰转肽酶（g- GT）、乳酸脱氢酶（LDH）、总胆红素/直接胆红素（T. bil/D. bil）、总蛋白/白蛋白（TP/Alb）	肝、胆机能
肾功能检查及尿酸	尿素氮（BUN）、肌酸酐（Creatinine）、尿酸（UA，Uric Acid）	肾功能、痛风危险因子、尿毒素代谢
病毒筛检	梅毒血清检查（VDRL）、艾滋病抗体检查（Anti-HIV）	性病与艾滋病

（续表）

类　别	项　目	主要检查目的
X 光检查	胸部 X 光（PA view）	心脏肥大、肺癌、肺结核
	腹部 X 光检查	胆结石、肾结石、脊椎病变
心脏内科	十二导程心电图（ECG）	心室肥大、心肌缺氧梗死、传导阻滞、心律不齐
上腹部超声波检查	肝脏	脂肪肝、肝肿瘤、肝硬化
	胆囊、胆管、脾脏	胆结石、胆息肉、胆管异常
	肾脏	肾结石、肾肿瘤
	胰脏	胰脏及脾脏病变

制表人：潘怀宗

表 40　另外可加做的体检项目

类　别	项　目	主要检查目的
血型鉴定	血型鉴定（ABO+Rh 因子）	血型为 A、B、O、AB 及 Rh 阳性或阴性
血液检查	血球分类 · 总蛋白（Total Protein） · 白蛋白（Album）	肝机能是否正常
核子免疫学检查	甲状腺素（T3） · 游离甲状腺素（Free T4） · 甲状腺刺激素（hs TSH）	甲状腺功能指标

（续表）

类 别	项 目	主要检查目的
超声波检查	前列腺超声波（限男性）	前列腺肥大、前列腺肿瘤等
	乳房超声波（限女性）	乳房囊肿、纤维腺瘤、钙化、恶性肿瘤及乳房病变等
骨质密度	骨质密度扫描	判定骨头的紧密度
内视镜检查	一般上消化道内视镜	食道、胃及十二指肠之发炎、溃疡及肿瘤
	软式乙状结肠镜（60 厘米）	痔疮、肠道息肉及肿瘤
	无痛上消化道内视镜	食道、胃及十二指肠之发炎、溃疡及肿瘤
	无痛大肠镜（120 厘米）	痔疮、肠道息肉及肿瘤

制表人：潘怀宗

如果你有一整天的时间，就可与眼科、耳鼻喉科、妇科等其他科会诊。中年之后与更年期的女性，建议加做乳房超声波与骨质密度检查。关心甲状腺功能或前列腺（男性）的人，则应加做相关项目。

体检项目结束后，约 7～10 天（时间长短依检查项目而定）即可接到体检报告书，内含医生判读数据后给予的体检结论及建议。

◆全大肠镜检查

大肠癌的发生率这几年在世界各国、各地区都有显著的增加，台湾不论是男性或女性都从第三位上升到第二位，可能和饮食习惯的改变有关，所以鼓励大家接受大肠镜检查。

潘老师建议，年龄 50 岁以上无症状者，每年做粪便潜血检查，平均 3~5 年做一次全大肠镜筛检；如为高危险群，则应考虑增加大肠镜检查的频率。

◆无症状者可间隔 10 年再做大肠镜

美国德州大学医学分校古得温医师（James S. Goodwin）发表在《内科医学志》的研究中建议：大肠镜第一次筛检为正常的民众，应每年使用粪便潜血检查进行追踪，无特殊症状者可间隔 10 年再做第二次大肠镜检查，以避免提高发生大肠镜并发症的风险，并减少医疗费用支出。

北加州大学基斯特勒医生（Christine Kistler）从全国医疗保险数据库中，搜集了 24071 位 66 岁以上且第一次大肠镜筛检为阴性的民众，有 46.2%的民众在 7 年内又做了第二次大肠镜检查，其中有 42.5%的民众，是在没有任何身体不适的迹象或医师建议下进行了检查。

大肠癌是属于发展缓慢的癌症，因此《美国癌症指引》（*U.S. Cancer Guidelines*）建议，每年应做一次粪便潜血检查（FOBT），每 10 年接受一次大肠镜的检查。基斯特勒医生指出，没必要的大肠镜检查会增加并发症的风险，发生率会提高到 1000 人中有一个人会发生并发症，包括严重的出血、肠道裂伤或穿孔。

粪便潜血检查不但可以早期发现大肠癌，也可以发现大肠息肉，平均每两名粪便潜血检查阳性的个案中会发现一名有息肉、每23名阳性个案可发现一名大肠癌个案。台湾2004~2008年筛检与癌症登记的资料显示，经由粪便潜血检查筛检发现的零至一期大肠癌的比率从21%提高到42%，让第四期大肠癌的癌症登记个案比率从23%降到9%，显示粪便潜血检查是可以早期发现大肠癌的。

一期以下的大肠癌，5年存活率可高达八成以上，台湾地区卫生部门提供50~69岁民众每两年一次粪便潜血检查，但是到2010年底，50~69岁民众两年内曾接受粪便潜血筛检的比率却只有22%。

大肠癌临床诊疗指引

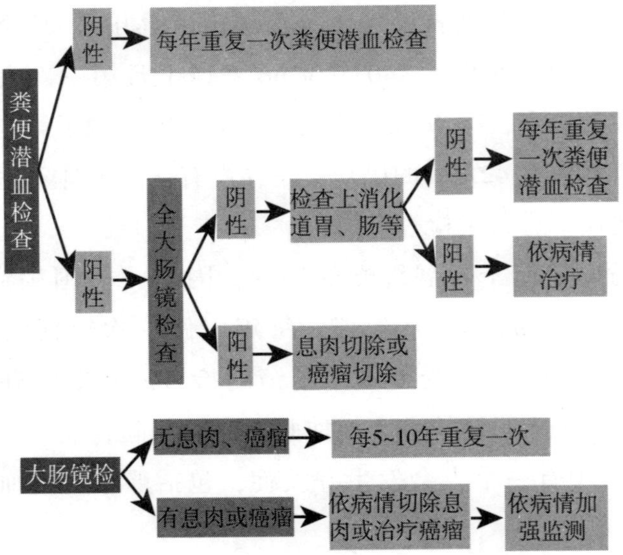

资料来源：台湾地区卫生部门大肠癌临床诊疗指引

表 41　高阶健康检查项目

类　别	项　目	主要侦测目的
正子造影	全身正子/计算机断层造影检查	可侦测到 0.1 厘米的病灶。常用于各种肿瘤筛检、心脏血管检查或肺部组织的检查
	心脏正子/计算机断层造影检查	
计算机断层	多切面计算机断层心脏血管检查	心脏血管检查
	低剂量肺部计算机断层扫描	肺癌筛检
磁振造影	重点肿瘤磁振造影检查	侦测早期的肿瘤、结石、囊肿等
	脑神经血管磁振造影检查	用于评估颈动脉或脑部血流状况
	乳房磁振造影检查（含乳房超声波检查）	早期乳癌的筛检

制表人：潘怀宗

表 42　癌症高危险群建议医学影像检查项目

癌症名称	高危人群	建议医学影像检查项目
肝癌	B 型肝炎带原者、肝硬化患者	先用超声波，必要时做计算机断层摄影检查或磁振造影检查
肺癌	60 岁或以上并有抽烟习惯、过去曾患肺肿瘤者、患有慢性阻塞性肺疾病者	一般胸部 X 光检查敏感度较低，低剂量计算机断层检查敏感度较高

（续表）

癌症名称	高危人群	建议医学影像检查项目
结肠、直肠癌	有家族史、遗传性非息肉导致结直肠癌、家族性腺性多息肉症、溃疡性大肠炎患者	粪便潜血加全大肠镜检查
女性乳癌	有家族史，尤其是已验出有BRCA一或二基因突变者	乳房超声波、乳房摄影检查、乳房磁振造影检查
胃癌、食道癌	有家族史、患有幽门螺旋菌胃病者	上消化道造影术及计算机断层检查
宫颈癌	感染乳突病毒、太早有性经验者、有多个性伴侣者、曾患性病者	宫颈抹片配合磁振造影检查
口腔癌	有抽烟习惯者、食槟榔习惯者	磁振造影检查
前列腺癌	有家族史、人种（黑人>白人>亚洲人）、年老男性、习惯食用动物脂肪者	磁振造影检查、经直肠超声波
非何杰金淋巴癌	有家族史	计算机断层摄影检查或磁振造影检查
胰脏癌	有家族史	计算机断层摄影检查或磁振造影检查
胆囊癌	胆囊结石、慢性胆囊炎	计算机断层摄影检查或磁振造影检查

制表人：潘怀宗

核共振成像（MRI）

● 利用存在人体中的大量水分（占70%），借由外在强大的磁场（磁振机器），经过无线电脉冲，激发人体内水分子中的氢原子，产生共振而发生磁场信号的变化，进而转成影像信号来输出。

● 核共振摄影扫描或磁核共振影像扫描检查，可提供身体内部结构非常清晰的影像。医生建议做核共振成像，有助于如脑部肿瘤或韧带撕裂等软组织各种疾病的诊断。

● 不具侵入人体的特性，没有传统X光片、计算机断层或是正子造影对人体有辐射暴露的疑虑，检查准确度高，适合用来做健康检查之筛检。

正子断层扫描（PET）

●正子检查因为价格昂贵，用于癌症的筛检并不符合成本效益，目前并没有标准说明要多久做一次。

●正子检查在恶性肿瘤的诊治上帮助最为明确：特别是乳癌、大肠癌、食道癌、淋巴癌、头颈部癌、黑色素瘤以及甲状腺癌。

●目前所知，正子检查对于心脏疾病及神经精神疾病（癫痫症、痴呆症等）有重要的临床价值。

乳房摄影筛检不建议每两年做一次

在台湾地区，乳癌是女性癌症发生率第 1 名，死亡率占第 4 名，每年约有 7500 人罹患乳癌，2010 年有 1706 名死亡。目前，台湾地区卫生部门补助 40～44 岁有乳癌家族史及 45～69 岁妇女，每两年做一次乳房摄影检查，但是筛检率偏低，2010 年 45～69 岁妇女筛检率只有 21%，远低于欧美各国的 70%～80%。美国明尼苏达大学（University of Minnesota）的史古波博士（John Schousboe）发表在《内科医学志》（*Annals of Internal Medicine*）的研究指出，如果没有乳癌家族史、不曾做过乳房组织切片（previous biopsy），也没有乳癌基因，乳腺组织密度小于 25% 的 40～49 岁妇女，建议不需要每两年做一次乳房摄影，每 3～4 年做一次就可以了，避免不必要的切片、细胞抽吸或更昂贵的检查，并且造成心理恐慌。他认为多做不符合成本效益，而且有 17%脂肪型的妇女会因此遭受不必要的切片检查及恐慌。

6.5 CT对于筛检肺癌最有效?

到医院进行健康检查时，你是否曾被似懂非懂的英文所迷惑？比如说，什么是CT？

简单来说，CT就是计算机断层扫描，主要是利用X光的光束穿透身体，由于人体每个组织对于X光的吸收（阻断）能力不同，表现出的特征也不一样，借由计算机解析穿透的程度而显像，进而判读出身体是否有异状。

看完这段文字，你可能会问："那CT和X光有什么不一样？"

"显像"利用了物质对于光吸收能力不同的原理。举个简单的例子，照胸部X光时，当X光的光源从正面照过来（底片在后面感应），如果胸部的组织都不吸收光线，那么所有的光线都会照到底片上，底片因为曝光，所以就一片黑色。可是胸部里面有很多其他的东西，有些就会吸收光线，所以当光线真正投到后面的时候，每个地方就变得不一样了。吸收了光线的，那在底片上就是白色（例如心脏的影像是白色的），不吸收光线的，在底片上就是黑色（例如肺部的影像是黑色的）。因此，当你在看胸部X光的显像时，一定会看到黑白对比的情况，例如大概的肺脏形状、心脏轮廓等。

如果说肺脏里长了东西，或者产生了钙化情形（钙化就表示纤维化），变成不太透光，那就会显像成一个白点。然而，X光片只是一个平面式的片子，当脏器重叠的时候，如心脏会挡在肺脏前面，人为的判读就变得有些困难。单纯利用眼睛辨别这种黑白灰阶的影像，最多恐怕只能判别10~12灰阶，所以就需要用电脑来帮忙判读，当灰阶被放大之后，可以判读出一百多阶的灰阶，例如：1%灰、2%灰、3%灰、4%灰，在计算机精密辨色度的辅助下，显像的细腻、准确程度当然优于人体的双眼。

再者，X光仅仅是平面式的显像动作，而CT则是可以利用环状环绕、多角度来显像，变成3D的图片，借此，就不用太担心器官（组织）重叠被阻挡的问题。简单来说，计算机断层就是X光，只是这个X光会利用计算机做360度环切，等于说原来单面的X光片，变成多面环切出来，准确性当然会大大提高。

再补充一下，X光和CT在肿瘤大小的分辨率上也不一样，X光片通常要1厘米或甚至1.5厘米以上才看得到，但若是用CT，小于1厘米的肿瘤，它也能显像出来。可别小看这细微的差距，因为在癌症分期里面，肿瘤的大小是一个关键点。

◆64切、128切……是什么意思？

现代人的手机、计算机，一代比一代新，医学用的医疗仪器当然也是如此。CT本来是16切，后来进步到64切、256切，甚至还有600多切。这个“切”，到底是什么意思呢？以64切举例，代表它有64层采集侦测器的架构，还记得前面提到360度环切的概念吗？即每转一圈可采集64张影像。

如果是做心脏 CT，由于心脏不停地在跳动，而传统“64 切”CT 因 X 光球管转速慢，每转一圈约 0.35~0.45 秒（因品牌不同而有差别），对于心跳超过 70 跳时，很可能无法获得较清楚的影像（只有在 70 跳以内，才适合用 64 切）。而大多数人在做这项检查时，难免都会紧张，心跳不自主地加快，常常超过 70 跳，甚至 100 跳。也就是在这样的背景之下，医学工程界研发出新一代、转速更快的 256iCT，球管每转一圈为 0.27 秒。因为 256iCT 在速度上的突破，能在更短的时间内捕捉到跳动的心脏影像，掌握心脏跳动的瞬间，也因此 256iCT 成为心脏冠状动脉疾病检查的最佳利器。

想象一下专业相机的快门原理，如果流星每一秒钟就划过天际一次，但传统相机拍一张照片需要 5 秒才照得到，那么，洗出来的相片，恐怕一片漆黑、找不到亮点。但用可以高速连拍的进阶相机，当流星划过的那一刹那，底片恐怕已经“喀喀喀”拍了好几十张照片，就像林书豪灌篮的那一秒钟，也许已经连拍 64 下，可以抓到每个再细微不过的表情。

有关“低剂量肺部计算机断层扫描”（low-dose chest CT）的问题。

首先，CT 真的分不同的辐射剂量吗？其实在肺癌的筛检中，传统胸部 X 光摄影有其限制，病灶太小不易被发现，或病灶易被骨头遮挡、肿瘤隐藏在死角。

1999 年，美国康乃尔医学中心发表了一项大规模的研究报告，主题是：以低剂量计算机断层扫描筛检肺部结节。他们以低剂量计算机断层扫描一共筛检了 1000 位志愿者，结果，在

233 个受检者身上侦测出非钙化结节（侦测率 23%），其中 27 位被证实为原发性肺癌（侦测率 2.7%），其中又有 23 位为第一期；而对照组以胸部 X 光片检查，只有 68 名受检者侦测出非钙化结节（侦测率 7%），其中 7 名发现异常（侦测率 0.7%），4 位为第一期。

此研究报告说明，低剂量计算机断层扫描用来筛检肺癌高危险族群的效益。此外，2011 年 6 月《新英格兰期刊》发表一份研究指出，美国国家肺癌研究团队搜集了 33 家医学中心高危险群共 5.3 万多人的分析统计，一组接受普通胸部 X 光，一组接受低剂量胸部计算机断层（LDCT）检查，比较追踪 3 年之结果发现，LDCT 组可减少 20%的死亡率。

那么，传统的计算机断层和低剂量计算机断层到底差别在哪里？除了从字面上来看是辐射剂量下降之外，还有侦测器灵敏、计算机判读能力提高的差异。或许你会问，是不是每个脏器都可以做低剂量呢？答案是 NO！肺部里面，因为大部分都是空气，就算是吸光只有一点点，依然可以侦测到组织是否异常。但如果像是腹腔，由于里面有太多的脏器，光线一定要足够强，才能让它穿到后面（像是照相机的底片），显示所有的灰阶，如果剂量太低，在中间就会被阻断，那么所有的脏器出来都是一片白白的光，那就没有用了。

小提醒：假设体检时，照了一张胸部 X 光，医生诊断可能疑似肺癌，这时，他会建议病人做进一步的计算机断层扫描检查。

关于肺癌，台湾地区某医院表示，通常 5 个在体检时查出有肺癌的人中，往往4个是末期，只有一个勉强可以开刀，主要是因为如果人体的肺脏长了肿瘤，由于它没有压迫到神经，没有阻塞到血管或气管，症状会非常不明显。这也说明了定期健康检查的重要性，一般胸部X光检查是照正面及侧面，如果要找到一厘米以下的早期肺腺癌，最好要做这种低剂量的计算机断层检查。

◆正子计算机断层造影扫描

了解CT之后，再来了解一下“正子计算机断层造影扫描”（Positron Emission Tomography/Computer Tomography，PET/CT）。

大家可能都听说过电子，但没有听说过正子，其实很简单，电子带负电，正子带正电，主要是跟它的辐射有关系，也就是说，有的元素辐射出来是放出电子，而有些元素辐射出来，则是放出正子。

进行PET/CT检查时，会先在身体内注入一个追踪剂，这个追踪剂是一个葡萄糖分子——带氟的葡萄糖分子——它会放出正子。由于在血液中原本就有很多葡萄糖，到时看谁抢到更多的葡萄糖（肿瘤细胞就像流氓一样，相较于正常组织，它建构了更多的血管，会吸收更多带氟的葡萄糖分子），就可能会找出肿瘤的藏身之处，因为当恶性肿瘤碰到带氟的葡萄糖分子时，就会暴露位置。

简而言之，由于身体所有的细胞都需要吸收葡萄糖，如果一个细胞分裂较快（譬如发炎、癌症），新陈代谢旺盛，就会比正常细胞消耗更大量的葡萄糖，那么葡萄糖就会聚集在这些细胞组织上。而 PET/CT 正是利用这个原理，以高科技医学影像检查，使用微量带有正子的氟代脱氧葡萄糖（简称 FDG）注入体内，经由血液循环传送至体内组织器官，利用正子衰减时激发伽马射线，再以正子仪器侦测伽马射线的存在，经由计算机运算组合成身体多层次 3D 影像，如此，就能看到代谢特别旺盛的癌症细胞，以供医生诊断及判读。

聪明的你是否想问：有低剂量肺部计算机断层扫描（CT），是否也有“低辐射剂量的 PET/CT”？台湾地区某医院表示，目前有些医院引进了德国西门子“mPET/CT”正子断层扫描仪的辐射剂量，比传统的“PET/CT”降低了 50%以上；这台分子医学级的正子断层造影仪 mPET/CT，与传统 PET/CT 最大的不同，就是可缩短全身性造影的检查时间，相较于传统受检者必须忍受躺在窄小的检查台上超过 40 分钟，现在平均只需 18 分钟就可完成全身性的造影。

另外，mPET/CT 的临床影像分辨率为 2mm，比传统 PET/CT 约为 4~5mm 的分辨率更是提高一倍以上，可让小病灶无所遁形，临床治疗更精准，可以更早发现器官组织的功能萎缩、丧失，或是异常增生，及早诊断出疾病早期分子生物化学上的变化，掌握治疗先机。台湾某医院统计 10 年间，从无症状来做 PET/CT 体检的两万多名病人中，找到了 286 位罹患各种癌症（如表 43），筛选率约为 12.5%。

表 43　PET 健康检查发现之各类癌症统计

排　名	癌症种类	数　量	百分比
1	肺癌	74	26%
2	大肠癌	48	17%
3	乳癌	42	14%
4	甲状腺癌	35	12%
5	肝癌	18	6%
6	淋巴癌	8	3%
7	胃癌	8	3%
8	鼻咽癌	6	2%
9	膀胱癌	6	2%
10	肾脏癌	6	2%
11	其他	35	13%
	总计	286	100.00%

前面提到的 CT 检查，可应用在外科（检查外伤出血）、内科、整形科、神经科、骨科等诊疗上，通常医生会依病情需要建议患者进行检查。至于 PET/CT 检查，当病患已经确诊罹癌，有了组织学的诊断，想进一步知道癌细胞是否转移到其他的器官组织上时才需要。至于一般民众如果想自费做 PET 的健康检查也可以，因为 PET 主要是侦测身体哪个部位新陈代谢较高，哪个地方就有可能是癌症所在。

目前 PET/CT 广泛应用在欧美日等先进国家的肿瘤适应症检查上，尤其是一般性的检查，如肺癌、乳癌、甲状腺癌、宫颈癌、大肠直肠癌、食道癌、头颈部癌、淋巴癌及黑色素癌，具有很高的临床诊断价值，准确率达90%。

◆辐射剂量真可怕？

表44　辐射剂量比较表

	内　容	辐射剂量（毫西弗）
1	骨密度扫描	0.002/次
2	胸部X光	0.02/次
3	台北往返美国西岸 （相当于照胸部X光4.5次）	0.09
4	腹部X光	0.7/次
5	台湾每人接受天然背景辐射剂量	1.6
6	印度喀拉拉邦高天然背景辐射地区	15
7	每天抽1.5包香烟（含钋210）	6~13
8	低剂量胸部计算机断层	1.4/次
9	全身低剂量mPET-CT	4~6/次
10	传统胸部计算机断层（打药）	8/次
11	辐射工作人员年剂量限值	100/5年
12	直线加速器放射治疗1次	240/次
13	直线加速器放射治疗共20次	4800
14	直线加速器放射治疗共30次	7200

摘自 Wolverton，B. C. A. Johnson and K. Bounds. 1989. NASA/ALCA Final report

表44是关于辐射剂量（单位：毫西弗）的比较表，读者会发现，原来坐飞机也有辐射。从台北坐飞机往返美国西岸(0.09毫西弗)，相当于照了四张半X光。这是因为太阳发射出来的能量，其实就是一种核子反应，当我们愈靠近太阳，辐射性会愈强。

至于老烟民，由于香烟的烟草在成长过程中会吸收肥料中的天然放射性元素“钋210”，所以当人在抽烟时，也自然地会将它吸收到身体里。估计一个人一天抽1.5包香烟，每年累积的辐射剂量约6~13毫西弗，因此，这个老烟民等于每年接受300~650张胸部X光片检查。

回到医疗的辐射剂量，前面提到“低剂量胸部计算机断层”，其辐射剂量约1.4毫西弗，因胖瘦而有所不同，而全身低剂量的mPET/CT，大约只有4~6毫西弗（传统的胸部计算机断层扫描大约8~15毫西弗)。

有些民众因为过度担心辐射问题，即使是高危险群，仍不愿意接受X光或是低剂量胸部计算机断层检查，但试想，若因此而太晚发现并罹癌，结果是低剂量胸部计算机断层的1.4个毫西弗，换来的却是放射性治疗的每次照射240毫西弗（通常放射性治疗需做20次，大约相当于4800毫西弗的辐射剂量)，这样，真的划得来吗?

养生6大招里面的第6招，就叫作“定期、完整、不过当”的身体健康检查，什么叫作“不过当”?

以低剂量胸部计算机断层来说，除非你是肺癌的高危险群，包括吸烟者、戒烟时间不超过10年、肺癌家族病史、肺部慢性发炎性疾病、肺结核病史者，处于容易罹癌的工作环境（包括：从事有机溶剂生产业者、染烫发业者），又或者是有不明原因的长期咳嗽、医生建议做此项检查，否则在定期的体检项目中，不太需要自己主动要求做低剂量胸部计算机断层检查。

但如果你是肺癌（或其他疾病）的高危险群，却总是忽视定期、该做的健康检查，那么就是“不完整”咯！总之，我希望大家都能有“定期、完整、不过当”的体检观念。

超声波检查协助找出中风高危险群

中风原因最常见的是脑部缺血，颈动脉是供应脑部血流的重要来源，一旦颈动脉血管内膜增厚，进而阻塞血管或形成血栓剥落，会形成脑部缺血引起中风。根据台湾地区卫生部门统计，脑血管疾病在 10 大死因中排名第 3，每年平均约有 1 万多人发生缺血性中风，这些中风患者中，有 15%～20%是由于颈动脉狭窄造成。

颈动脉狭窄在临床上可分症状性与无症状性两种，症状性颈动脉狭窄是指在半年内曾发生过缺血性脑血管症状，如突发性的嘴歪眼斜、言语障碍、单侧脸部或躯体麻木或无力等。一般而言，无症状者的中风概率约 2%～5%，有症状者则是 6%～12%，当颈动脉狭窄程度愈高，发生缺血性脑中风的概率就愈大。

奥地利华格纳-约雷格教学医院（Academic Teaching Hospital Wagner-Jauregg）托帕基安医师（Raffi Topakian）在《神经学期刊》（*Neurology*）刊载的研究发现，透过超声波检查颈动脉的粥状硬化斑块和脑血管中的血栓，可以帮助无症状性颈动脉狭窄患者选择合适的治疗方式，并能透过药物治疗和定期追踪来控制病情，出现疑似中风症状时要尽快接受治疗。

6.6 健康检查仪器的辐射量

◆健康检查仪器的辐射量

由于日本核灾的影响，许多人闻辐射色变，连生病照个片子或影像都不敢做，遑论健康检查了，但其实只要定期、完整、不过当地做健康检查，且在医生指导及操作下，是不会有问题的。因辐射医疗检查主要是帮助临床医师对于疾病做出准确的判断，以利对症下药，达到治愈的目的，所以民众在医疗院所就诊时，医生会考量病情，依其专业判断，决定应该采取的辐射检查行为，此属正当医疗行为，且检查对于病患的益处远大于辐射所造成的风险，故在国际辐防管制学理上，对于医疗辐射剂量并无限制或规定。

附录一　潘怀宗档案

1961 年，我出生在台北市万华区三军总医院（即现在的台北市和平医院的所在地），母亲的娘家是在汕头街，而当时的汕头街可说是贫民区，母亲在日据时代被强迫接受日本式的小学教育，但因为家境实在困苦，仅读完小学二年级，就不得不到一家糖果厂包糖果纸打工，以贴补家用。

母亲家有两个男孩，五个女孩，外祖母传统式的重男轻女观念（外祖父早死），使得五个女孩全部都没有念完小学，倾全力培养两个儿子，在我的模糊印象中，大舅舅是学电机的，但因为工作太劳累，得了肺痨（肺结核），当时台湾医疗资源缺乏，年仅三十几岁就咯血而死，大舅妈改嫁后音信全无。小舅舅对读书较无兴趣，学业成绩很差，最后只能以搭房子的鹰架为生，由于本身又不知节俭，无力奉养外祖母，因此故意不和大家联络，颇不能取得其姐妹及外祖母之谅解，记忆所及，仅见过几次面。对于重男轻女的外祖母而言，在她晚年时照顾她的，却是不受她重视的五个女儿，这可说是意想不到的事。

还记得小时候，每逢大年初二，我们就会回到汕头街外祖母仅约四平大的违章建筑内过年，那时候我们家也非常贫苦，父亲是情报局汽车队的驾驶员，属低阶军官居，收入不高，但每个月我们都按时奉上外祖母的生活费。当时我就希望有朝一日能好好地孝顺外祖母，可惜我仍在求学期间，尚未自立前，外祖母就已去世，无法尽一点孝心的我，实在感到惭愧。

父亲是山东省德州市平原县人，1949年时其实他很想从四川直接回山东老家，但是又不能，所以他只好拎着两口木箱来到台湾。在台湾没有任何亲戚，记得我两岁时，父亲就被调到当时的阳明山管理局开交通车，属工友职，那时的局长潘其武先生可怜我们没有房子住，特别将日据时代少尉军官居的单身宿舍拨一间给我们暂住，虽然房子是木板临时搭建的，而且仅有16平方米，但对我们而言，已是上天的恩惠了。

我有一个姐姐、一个妹妹，一家五口人。记得小时候住在木板搭的房子里，到处都有风吹进来，天花板是用甘蔗渣压成的板子，每次下大雨的时候，家里就会下小雨，必须用锅或盆来接水。不过当时因为没有电视，晚上父亲常和我们三个小孩围在一起玩象棋及扑克牌，感觉非常温馨，这些美好的画面一直到今天还深深地印在我的脑海中。

我小学就读于阳明山国民小学，经常心不在焉，有时候考试，老师会发现有张考满分却没有写名字的考卷，那大概就是我的了。我从小跟妈妈学会了流利的本土闽南话，但在当时推行国语运动的时候，如果没说国语就会被罚钱，而我总是被罚最多的。到了今天，虽然我的闽南话有些退步，但有些情况，用闽南话说还是比较传神。

记得小学五年级时，当时台湾少年棒球风行，台湾的红叶、金龙少棒队扬威国际，我向父亲开口，希望有一个棒球手套、一颗棒球及一根球棒。由于家境清贫，我上床睡觉后，依然可以听到父母亲为了球具的事情争吵不休，最后，他们还是买给我了。今天我已有能力买很多套的球具，但只有那一套最珍贵。

在高中时，依然没有好好地念书，只知道玩，凭着一点小聪明，勉强在升学时在班内混到二十几名，整个国中生涯是在混吃混喝中度过，真是乏善可陈。等到高中职招完毕，放榜前，父母亲就已为了我的学业伤透脑筋，因为家里穷，如果考不上公立高中，实在负担不起私立学校的学费。我常常在夜深人静时，听到他们的叹息声，我真的很难过，因此下定决心，决不再让他们为我操心。放榜后，侥幸考上台北市立复兴高中，总算有个学校可以念，于是毫不犹豫地读了下去。

高中三年是乖乖的，每天读书到深夜，早上就起来背英文单词，先后获得很多奖学金，也竞选过模范生。除了参加过国术社，学会了几套拳术外，没有参加过任何的社团活动。高中毕业之后，进入东吴大学化学系就读。

真正对科学有兴趣，还是在大学时期，整个大学生涯中，学业成绩辉煌，名次总在全班前两名。并先后担任班代表、系学会会长及毕联会理事长，大学四年的努力总算不负父母的苦心与师长的提携。1983 年毕业时，还代表全体毕业生致赠校长一座东吴校区纪念牌楼。退伍后，在台湾大学化学系担任助教，为了追求神经科学的奥秘，兴起了强烈的出国念头，对一个从小出生在困苦环境的小孩而言，出国深造简直是遥不可及的梦，但经过一年来的申请、考试及师长们的推荐，终于获得佐治亚州艾莫瑞大学（Emory University）的全额奖学金，在四处借贷筹得赴美的飞机票和最初几个月的生活费后，我终于实现了留学之梦。

出国深造，虽是我一直梦寐以求的，但只身在外的孤独感却不为外人所道，不但经济上要开源节流，课业方面，更是全新的挑战（通通都是英文），其中的压力和辛酸，让我几乎想收拾行囊回国算了。记得有一次，刚到美国不满一年，屋外第一次下着大雪，从未见过雪的我，首次置身于一堆皑皑瑞雪的围绕中，却无任何的新鲜感，因为当时的我，正因食物中毒而上吐下泻，课业上的压力造成身体不适的恶性循环。一个人坐在公寓里，面对这一片白茫茫的雪国，家乡那一张张熟悉的面孔，一股脑儿地全浮现在眼前。

饥肠辘辘的我，勉强地让双腿支撑在地板上，没想到冰箱里面空无一物，饿得快发昏的我，此时脑中浮现的尽是全世界穷学生的专利品——“白吐司”。走出户外发动车子，谁料“车破偏逢连夜雪”，十二年的破车，遇上天寒总是抛锚，已无计可施的我，只好顶着风雪，朝着超级市场缓缓迈进。当时的我，仍然停留在台湾无雪的记忆，从不知道下雪天的预防措施，雪积得很深，脚一踩便会陷下去，然后再费力拔起。刚开始几步路尚无大碍，过了一阵子，体温将黏在脚上的雪融化成水，湿了袜子和裤脚，接着又结成冰，此刻的我，真是饥寒交迫，无助的泪水再也忍不住而滑落两颊。

最后，我终于获得神经化学博士学位，并转往新泽西州，在全美十大药厂的先菱药厂担任开发新药工作，虽然坐拥高薪而且公司也愿意帮我申请绿卡，但我仍思念故乡，于是不顾亲友反对，毅然放弃药厂工作，且如愿以偿地返乡服务。近年来，留学风潮已普及至中学，或许如我一般拎着一双破布鞋便只身赴异乡求学，已成绝音，但这些年来，始终背负着那年雪的记忆，一步步走来。

返乡后，即在阳明大学任教，先后担任阳明大学医学院副教授、教授、仪器中心主任、副总务长、主任秘书，并当选过一届四年的国大代表，三届的台北市议员，目前除在各大专院校推进健康医药常识外，也应邀至东森财经新闻台（频道 57）以及超视（频道 33），担任医药常识的推广者，期望对民众的健康能有一定的帮助。

附录二　说故事的力量

身兼“市议员”、节目主持人与学校教授，代言广告一个接一个播出，潘怀宗无疑是今年最火的公众人物之一。他为何能让全民“疯健康”，还缔造了健康类节目的收视奇迹？

大选到了，谁是曝光度高、民众接受度也高的政治人物？可能不是马吴、蔡苏、宋林3位台湾地区领导候选人，而是台北市市议员潘怀宗！

主持《57健康同学会》与《食在有健康》，并担任广播节目的咨询专家，再加上今年接拍了几个广告，媒体强力宣传下，让他即使走在路上，都会有孩子冲着他开心比出广告手势。

也难怪潘怀宗比许多一线艺人更常出现在媒体上，具有化学、基础医学背景的他，在许多人心中他是最佳健康代言人，至今还有不少广告业主看中这一点，排队等着请他拍广告。

为什么今年50岁的潘怀宗可以红得发紫，成为媒体圈独树一帜的“健康名嘴”？原因就在潘怀宗很会说故事！在讲解复杂的健康或医学知识时，不仅化繁为简，而且善于在讲解中穿插小故事，并以“比喻”手法让观众更容易听懂艰涩的医学原理。

“他用军事防御的概念来讲解人体免疫系统，天啊！我从来没听别人这样讲过，经他一讲，我马上就记住免疫系统的原理了！”主持《57健康同学会》的东森财经台制作人隋安德说。3 年前他企划这节目时，一举敲定潘怀宗担任“保健室主任”，成为该节目的常驻专家，正是因为潘怀宗深入浅出的解说风格。

◆以“比喻”手法解说艰涩的医学原理

去年，潘怀宗在该节目中讲解人体免疫系统，至今还在影音网络平台 YouTube 上流传，点阅率超过 1.5 万次，影片下方还有网友留言：“说得真好啊，比教科书好多了！”

“人体免疫系统的第一道防线，其实是一道城墙，而这城墙还分为两种，一种是加上钢板的，就是皮肤；另一种是水泥，就是黏膜。而这道水泥上面还覆着泥土，泥土就是黏液，这层泥土不但让细菌很难行走，里面的酵素还可以把细菌融掉。”节目中，潘怀宗生动的比喻，让来宾啧啧称奇：原来免疫系统不只是指白细胞，若动用到白细胞，表示细菌已攻入身体的最后一道防线、进入肉搏战了。

然后，“兵工厂”、“三军部队”、“军队行营”等军事用语接着出炉，分别用来比喻制造白细胞的“骨髓”、各种“白细胞”与 T 细胞集结的“淋巴结”。随着潘怀宗精彩的讲解，节目现场仿佛打起了一场炮火四射的攻防战，但他说的，其实是免疫系统如何筑起防御工事，以迎战细菌与病毒。潘怀宗一讲完，节目现场马上响起一片掌声。有角色分派、有情节张力，还有故事铺陈，这已不是健康教育，简直是说书表演，观众当然听得着迷。

◆聘请4人团队专门搜寻全球健康新知

生长在眷村的潘怀宗，虽然从小就常被派出去参加演讲比赛，但“会演讲”并不代表“有说服力”，现在表面上热力四射、口才无碍的成功形象，背后其实要经过一番辛苦的修炼。

潘怀宗最早是在广播“出道”的，约7年前，他接受名主持人赵少康的邀请，接连在广播电台 News 98 与飞碟主持健康单元。“进录音室就好像进考场！”潘怀宗至今仍记得一向习惯站在讲台上的他，踏进录音室却大冒冷汗的经历，除了怕被“考倒”，怎么让没有医学背景的听众听懂他在说什么，也是一大挑战。

于是，当时已是台北市“议员”的他，每天勤读国内外医学新知，往往用功到深夜，逼自己消化庞杂资料，再从中找出适合普及大众的健康议题。随着节目邀约从广播增加到电视，几乎每天得录两个节目，潘怀宗特聘了一支4人团队，专门帮他搜寻全球的健康新知，并设定每日主题。

本来已有医学专业基础、身兼大学教授的潘怀宗，在这7年的累积中更将他的专业加以延伸，接连出了好几本保健相关书籍，“所以想说得精彩，首要关键就是你要真的懂”。至今，他每天仍会拨出4小时来研读医学新知。

但想成为一位“名嘴”，光会挑题材、有学问是不够的，更重要的是你如何抓住电视的快节奏、3分钟之内就让观众听懂一个观念。

“你要设定观众都是幼儿园小朋友、都是初学者，用语尽量浅白！”因此潘怀宗大量运用生活化的比喻。例如“甘油三酯”之所以有此称呼，是因为甘油分子好比一个“衣架”，能一次吊挂三个脂肪酸，以增加运送效率；而“脂蛋白”则像是一辆货车，能载送甘油三酯到身体各处，给脏器使用，不过甘油三酯一旦用不完就会进仓库（脂肪细胞），堆积成脂肪。

再者，取舍也是学问。潘怀宗每次发言只讲清楚一个观念，舍弃许多非必要提及的专有名词，而其他来宾发言时，潘怀宗则把自己当作观众，试想观众能否听得懂。

对潘怀宗而言，这些都是动态修正的过程，现在他已能轻松把保健知识说得浅显易懂、化繁为简，这就好比是把苦涩的良药变得顺口，但不只如此，他又多做了一步，将之再调制成一碗可口香甜的浓汤，而秘方就是“故事情节”。例如他把人体免疫系统说成了一个有情节的好故事，让听众、观众有了画面感，也有了记忆点。

◆减少专有名词，一次只讲清楚一个观念

“善用比喻”、“精于取舍”、“编排情节”这 3 项说故事步骤，不仅让他急速蹿红，也帮东森财经台《57 健康同学会》节目创造了高收视奇迹。节目开播两年多来，收视率平均 0.6%，最高曾冲到 0.8%。可别以为这没什么，例如《大话新闻》等热门政论节目收视率也仅约为 1%。换算起来，周一到周四每天都有约 15 万人收看节目，而在 50 岁以上的收视族群当中，更曾有达到八成的支持者。

隋安德笑说，原本健康类节目只能在下午的冷门时段播放，但“57 健康同学会”因为节目形态以“同学会”的创新

概念来设计，而潘怀宗又很会说故事，让“57”多了“上班族”的收视群，成了晚间9点一匹抢攻收视率的黑马，也开拓了健康类节目的蓝海模式。

别忘了潘怀宗也是一位民意代表，他善于说故事的魅力，不只在电视上，更显现在与民众有实时互动的实体讲座上。

“那天我在阳明大学操场上跑步，遇到一位老朋友，他居然坐着轮椅、嘴歪向一边，怎么回事？中风啦？”一个阳光和煦的下午，只见潘怀宗站在北市建南活动中心里说起“高血压防治”主题，他一边手脚并用做起跑步姿势，一边讲故事，把坐在台下的上百位爷爷奶奶逗得合不拢嘴，席间甚至有奶奶举着最新 iPad，帮潘怀宗拍起照来。

“任何演讲，想要引起共鸣，一定要经过包装！”潘怀宗强调，最好的包装，就是说一个简单易懂的好故事，而这除了内容好，形式上也要令人乐于接受。因此为了让听众有兴趣了解保健知识，他可以想尽办法，几近于“彩衣娱亲”，甚至还会现场主持起“有奖问答”，将气氛炒热。

他感性地表示，从十多年前在阳明大学担任行政职以来，他最大的心愿，就是让医学与健康教育普及化，因此宁愿走出平静的学界，跨足政界与媒体界。但却有人误解只有“医生”才能够做医学教育的推展工作。但其实“医学界”不只有医生，还有许多推动医学基础工作的专业人员，而他就属于后者，“说起来，其实医学普及教育应该是全民一起来推动才是！”

采访结束，潘怀宗又赶往议会质询，公文包里尽是一份份他规定自己当天要看完的医学报告；稍晚，他又得准时出现在摄影棚，当全民的“保健室主任”。对他来说，人体就是一本大大的健康故事书，而他，无疑是那位最津津乐道的说书人了。

（林让均撰稿，原载于《今周刊》第 784 期——《说出好钱途》，2011 年 3 月）